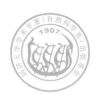

微创

经椎间孔腰椎椎体间融合术

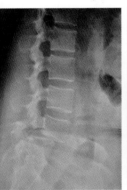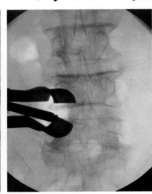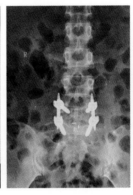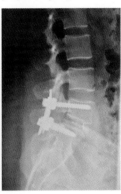

Minimally Invasive Transforaminal
Lumbar Interbody Fusion

顾广飞 编著

同济大学 出版社
TONGJI UNIVERSITY PRESS
·上海·

内 容 提 要

本书通过大量手术病例及影像学资料,结合编者经验,深入浅出地介绍了微创经椎间孔腰椎椎体间融合术的适应证、禁忌证,临床应用解剖,术前诊断技术,具体的手术操作方法和技巧,并发症的预防与处理,以及围手术期护理与康复,等等。

本书内容实用、科学、严谨,有助于低年资医师或初学者全面提高对微创经椎间孔腰椎椎体间融合术相关的理论知识与临床技能的理解,可作为开展该技术的指导用书,也可为中、高级骨科医师提供参考。

图书在版编目(CIP)数据

微创经椎间孔腰椎椎体间融合术 / 顾广飞编著. --
上海:同济大学出版社,2022.10
ISBN 978-7-5765-0304-3

Ⅰ.①微… Ⅱ.①顾… Ⅲ.①腰椎-脊柱病-显微外
科学 Ⅳ.①R681.5

中国版本图书馆 CIP 数据核字(2022)第 129929 号

微创经椎间孔腰椎椎体间融合术
Minimally Invasive Transforaminal Lumbar Interbody Fusion
顾广飞　编著

责任编辑	罗 琳	**助理编辑**	朱润超	**责任校对**	徐逢乔	**封面设计**	陈益平

出版发行　同济大学出版社　　www.tongjipress.com.cn
　　　　　(地址:上海市四平路 1239 号　邮编:200092　电话:021-65985622)
经　销　全国各地新华书店、建筑书店、网络书店
排　版　南京月叶图文制作有限公司
印　刷　上海丽佳制版印刷有限公司
开　本　710 mm×1000 mm　　1/16
印　张　9.75
字　数　195 000
版　次　2022 年 10 月第 1 版
印　次　2022 年 10 月第 1 次印刷
书　号　ISBN 978-7-5765-0304-3

定　价　98.00 元

作 者 简 介

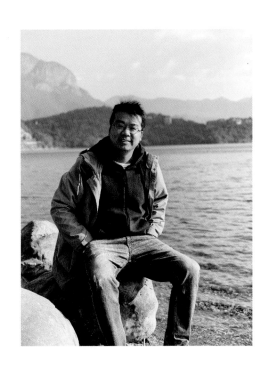

顾广飞，博士，同济大学附属第十人民医院（上海市第十人民医院）骨科脊柱外科主治医师，同济大学硕士研究生导师。专业方向：脊柱外科及脊柱微创外科，目前专注于脊柱疾病的微创治疗及脊柱脊髓损伤手术康复一体化诊疗。长期从事临床及科研工作，曾援滇半年，获医院"对外支援特别奖"。入选医院攀登人才计划，获医院"青年岗位能手""优秀员工"等多项荣誉称号。主持包括国家自然科学基金在内的科研项目多项，作为第一作者或通讯作者发表SCI论著10余篇，申请发明及实用新型专利多项，并获得授权。作为主要完成人，获上海医学科技奖、上海市技术发明奖及华夏医学科技奖等荣誉。

前　言

脊柱外科手术微创化是脊柱外科发展的重要方向。脊柱微创技术凭借其创伤小、恢复快的优势，受到众多医生及患者的欢迎。作为脊柱微创的代表性技术——微创经椎间孔腰椎椎体间融合术（minimally invasive transforaminal lumbar interbody fusion, MISTLIF），也受到了众多医生的关注。针对脊柱微创手术技术门槛高、学习曲线长的特点，编者结合自己从事脊柱微创工作十余年的经验及学习 MISTLIF 手术的心得体会，撰写了这本通俗易懂的工具书，以帮助和指导低年资医师快速学习并掌握 MISTLIF 手术相关知识。

编者所在团队是贺石生教授带领下的国内最早开展 MISTLIF 手术的科研团队之一，累计完成 MISTLIF 手术近万例。团队成员在 MISTLIF 手术发展及推广过程中做了很多开创性工作，设计研发了脊柱微创牵开器、体表定位器及用于经皮椎弓根螺钉置入的皮内定位器等多种手术器械，不仅节约了手术时间，还减少了射线暴露，并在国内多家单位推广使用。作为团队的主要成员，编者始终工作在临床一线，并积极思考和改进 MISTLIF 手术，发表 MISTLIF 手术相关中英文论著多篇，为推动 MISTLIF 技术的进步贡献了一分力量。本书从MISTLIF手术的适应证、禁忌证出发,从应用解剖到术前诊断,从手术技巧到并发症的预防与处理,结合编者经验及大量病例与临床资料,深入浅出,图文结合,能够让读者更容易理解手术过程,快速掌握手术技巧,少走弯路。

本书涉及MISTLIF技术应用解剖、手术操作与技巧、手术并发症的预防与处理,以及围手术期护理与康复等多个领域。编者在撰写过程中深感自己知识和能力的不足,多方请教并反复求证相关专业人士,对于他们的帮助,在此深表感谢。这里要特别感谢我的导师贺石生教授,正是他引领我进入脊柱微创领域;感谢指导带教过我的侯铁胜教授、张海龙教授、王传锋教授、倪海键教授等;另外还要感谢刘菲护士长及康复治疗师秦寅豪医师在本书撰写过程中给予的支持与帮助。

本书撰写力求简洁、层次分明、步骤详细,并提供大量实例,使之通俗易懂。编者学识水平有限,医学知识也在不断更新进步,本书或难免有偏颇及疏漏之处,还请各位读者批评指正。

书成之时,正值全国上下特别是上海地区团结一心抗击新冠肺炎疫情的历史性时刻。借此机会,向不计得失、出生入死、战斗在抗疫一线的同行致敬。

顾广飞

2022年4月于上海

目　　录

第一章

MISTLIF 手术概述

随着微创外科技术的快速发展,脊柱外科微创技术也经历了从萌芽到发展,直至目前广泛开展的阶段。脊柱微创技术既包括早期的经皮穿刺技术,也包括之后的内窥镜(如椎间盘镜、腹腔镜、胸腔镜及椎间孔镜等)技术。近20年来发展起来的通道技术由于其不改变外科医生的操作习惯,又能达到手术微创化的目的,因而受到脊柱外科医生的青睐。通道分为固定通道和可扩张通道,总体来讲原理相似。本书主要介绍可扩张通道下微创经椎间孔腰椎椎体间融合术在治疗腰椎疾病中的应用。

第一节　腰椎后路融合手术的历史与发展

一个多世纪以来,脊柱融合术已经广泛应用于脊柱感染、创伤、畸形、退变的治疗及脊柱肿瘤切除后的重建等诸多领域。脊柱融合术可采取前方、后方、侧方以及后外侧等手术入路。1953 年,Cloward 首次提出了后路腰椎椎体间融合术(posterior lumbar interbody fusion, PLIF)。该手术通过单纯后方入路,可达到脊柱 360°融合的目的,避免了前路手术及相关并发症的发生,后来成为治疗腰椎疾病的经典手术方式。然而,该技术对于手术操作要求较高,术中需广泛剥离肌肉组织,对骨性结构破坏较大,康复时间较长,同时该术式对硬膜囊及神经根牵拉比较严重,易导致足下垂等并发症。文献报道早期 PLIF 手术后足下垂的发生率可高达 20%,因而后来其应用逐渐受到限制。

经椎间孔腰椎椎体间融合术（transforaminal lumbar interbody fusion，TLIF）最初由 Blume 和 Rojas 提出，后来由 Harms 等进一步推广，是在 PLIF 术式的基础上发展而来的新型手术方式。与 PLIF 相比，TLIF 手术切除一侧部分或全部关节突，进入椎间隙的位置更偏外，对椎管和神经的侵扰更小，从而明显降低了硬膜囊、神经根损伤的风险。Yan 等通过一组病例与 PLIF 手术对比，认为 TLIF 手术能减少脊神经根炎的发生率。Lowe 等报道 40 例接受 TLIF 手术的患者，优良率为 85%，主要体现在疼痛缓解、重返工作、日常活动能力改善等方面。Hackenberg 等对 52 例接受开放 TLIF 手术的患者进行 3 年随访，发现其术后 VAS 评分及 ODI 值均较术前明显降低，融合率为 89%。但是作为传统开放手术，TLIF 手术仍然存在手术创伤大，术中出血多，术后恢复慢等缺点。

2002 年，Foley 等在传统开放 TLIF 手术的基础上首次提出了微创经椎间孔腰椎椎体间融合术（minimally invasive transforaminal lumbar interbody fusion，MISTLIF）的理念。利用特殊工作通道（固定通道或可扩张通道）及光源照明设备，术者经肌间隙入路切除一侧部分或全部关节突关节，显露椎间隙的后外侧来完成手术节段的减压及融合操作。该手术入路保留了脊柱后方复合体结构，有效地减少了肌肉软组织的损伤，通过小范围精准地暴露手术目标区域，使手术副损伤达到最小化。多项研究表明 MISTLIF 与 TLIF 手术相比，在临床疗效和融合率上相近，但在减少术中出血、限制术后止痛药的使用、缩短住院时间、促进早期康复及降低并发症等方面有明显优势。

从理论上讲，通过多裂肌和最长肌之间的自然肌肉间隙进行 TLIF 手术更符合微创手术的原则，但解剖学研究表明，多裂肌和最长肌之间的肌肉间隙与中线的距离：L1-L2 为 7.9 mm，L2-L3 为 10.4 mm，L3-L4 为 16.2 mm，L4-L5 为 28.4 mm，L5-S1 为 37.8 mm。在 L4-L5 及 L5-S1 平面，多裂肌和最长肌之间的自然间隙太过偏外，完全从肌间隙入路进行椎间融合及椎弓根螺钉的置入可能比较方便，但进行椎管减压及髓核摘除等操作则会比较困难；而在 L1-L2、L2-L3 及 L3-L4 平面，术者能够比较容易地通过肌间隙入路进行椎管的减压、融合及内固定手术。对于部分单侧椎间孔狭窄或极外侧椎间盘突出的患者，术者可以通过肌间隙入路行 MISTLIF 手术。在部分有椎间盘源性腰痛、腰椎不稳症等情况的患者中，由于术者只需要行单纯的融合操作，而不太需要关注椎管减压，甚至不需要显露神经根，这时采用肌间隙入路行 MISTLIF 手术也较为合适，但在实际临床工作中这种适应证的患者往往较少。临床上绝大多数患者是因为腰椎间盘突出、腰椎管狭窄等各种原因造成神经压迫而引起腰腿痛、行走困难来就诊的，这就要求医生在手术时要同时考虑"减压"和"融合"的问题。在下腰椎行 MISTLIF 手术时，如果从多裂肌和最长肌之间的肌间隙进入，工作通道通常过于偏外，这时更适合从多裂肌肌束间隙进入，通过扩张套管由小到大逐级扩张的方式建立微创工作通道。在可扩张通道撑开过程中肌纤维被逐渐推开，其排列顺序不会发生明显改变。这种手术方式减少了传统 PLIF 或 TLIF 手术的入路损伤，保留了脊柱后方结构，能有效减少术后死腔的形成，降低术后腰背痛的发生率。国内也有学者把这种稍偏内入路的微创 TLIF 手术称为"T-PLIF"手术，这种能同时兼顾"减压"和"融合"的微创手术方式正是编者所推崇的，也正是本书要介绍的手术方式。

第二节　MISTLIF 手术简介

一、术前准备

（一）一般准备

MISTLIF 手术的术前准备基本同常规开放手术。术前除了评估患者的一般情况之外，需要做好患者手术适应证的评估，即该患者选择 MISTLIF 手术是否合适，是否存在手术禁忌证等。很多受疼痛困扰较久的患者可能会有焦虑或抑郁的情绪，这些患者容易放大自己躯体不适的症状，术前完善焦虑和抑郁的评估并及时进行干预也非常重要。

（二）辅助检查

1. X 线检查

术前完善腰椎正侧位片检查，评估椎间隙形态、高度、骨赘增生情况以及腰椎的曲度等；完善腰椎动力位片检查以评估腰椎稳定性。

2. 腰椎 CT 检查

可以用于评估腰椎退变及神经受压的程度；可以评估椎体及关节突增生情况，椎体骨质疏松程度及椎弓根的形态，以便术中置钉。

3. 腰椎 MRI 检查

可以更好地评估腰椎退变及神经受压的程度，致压物与硬膜囊、神经根的关系；对于脊柱转移性肿瘤、脊柱炎性疾病及椎管内占位等病变具有鉴别诊断的作用。

4. 骨密度检查

对于中老年患者或者怀疑骨质疏松的患者，建议行骨密度检查。对于严重骨质疏松的患者，可以先行抗骨质疏松治疗，待骨质疏松改善后再行腰椎手术；术中可以准备骨水泥螺钉，必要时进行骨水泥钉道加强；术后继续抗骨质疏松治疗，以防止内固定松动及促进骨融合。

5. 肌电图检查

对于诊断不明确，存在神经损害表现的患者，建议行肌电图检查。

二、手术操作

MISTLIF 手术操作主要可以分为以下过程：①术前定位；②切口的选择；③显露及安装通道；④椎管减压；⑤处理椎间隙，植骨并植入融合器；⑥置入椎弓根螺钉。具体手术操作将在本书第六章中介绍。

三、并发症的预防与处理

MISTLIF 手术相关并发症包括：手术节段错误、硬膜囊撕裂、神经根损伤、术后感染、术后出现对侧症状、术后严重腰痛（脊神经卡压）、短暂性下肢麻木、融合器后退及椎弓根螺钉位置不良等。MISTLIF 手术具体并发症的预防及处理详见本书第九章。

四、围手术期护理及术后康复

MISTLIF 手术护理及康复指导详见本书第十章。

参考文献

［1］Yan D L，Pei F X，Li J，et al. Comparative study of PILF and TLIF treatment in adult degenerative spondylolisthesis［J］. Eur Spine J，2008，17(10)：1311-1316.

［2］Lowe T G，Tahernia A D. Unilateral transforaminal posterior lumbar interbody fusion ［J］. Clin Orthop Relat Res，2002（394）：64-72.

［3］Hackenberg L，Halm H，Bullmann V，et al. Transforaminal lumbar interbody fusion：a safe technique with satisfactory three to five year results［J］. Eur Spine J，2005，14(6)：551-558.

［4］吕飞舟，王洪立，姜建元等.工作区域内移的改良经椎间孔腰椎椎体间融合术［J］.中华骨科杂志,2011(10)：1072-1077.

［5］Palmer D K，Allen J L，Williams P A，et al. Multilevel magnetic resonance imaging analysis of multifidus-longissimus cleavage planes in the lumbar spine and potential clinical applications to Wiltse's paraspinal approach［J］. Spine (Phila Pa 1976)，2011，36(16)：1263-1267.

第二章
MISTLIF 手术的适应证与禁忌证

MISTLIF 手术治疗腰椎退行性疾病的适应证目前仍然存在争议,多数学者认为其手术适应证与传统开放手术(TLIF)类似。但由于 MISTLIF 手术受到通道及光源等限制,对于部分严重椎管狭窄、Ⅲ度及以上的腰椎滑脱、多节段腰椎病变的患者行通道下的减压、融合及内固定手术仍然较为困难。当然任何手术的适应证和禁忌证是相对的,这和医疗条件及术者水平等诸多因素相关。综合文献及编者经验,现将 MISTLIF 手术普遍的适应证及禁忌证归纳如下。

第一节　MISTLIF 手术适应证

一、腰椎间盘突出症

针对单纯腰椎间盘突出症患者,主张在内镜或通道下行单纯髓核摘除手术,无需行融合手术。对于有巨大的髓核脱出、复发性腰椎间盘突出、腰椎间盘突出合并腰椎不稳定、腰椎间盘突出合并终板炎等情况的患者,经过正规保守治疗无效,可以考虑行 MISTLIF 手术。

二、腰椎管狭窄症

单纯腰椎管狭窄症患者同样可以在内镜或通道下行椎管扩大减压手术,无需行融合手术,特别是对于单节段腰椎管狭窄症患者。对于双节段或多节段椎管狭窄患者,根据具体情况和患者意愿,可以一期或分期行内镜下或通道下椎管减压手术,暂不行融合手术。对于有严重的腰椎管狭窄,减压后出现医源性腰椎不稳、术前腰椎管狭窄合并腰椎不稳定等情况的患者,可以考虑行 MISTLIF 手术。

三、腰椎滑脱症

Ⅰ度到Ⅱ度的腰椎滑脱是 MISTLIF 手术的良好适应证。退变性腰椎滑脱的患者,在行彻底减压松解后,往往可以通过间隙撑开的方式进行良好的滑脱复位。峡部裂性腰椎滑脱的患者,通常峡部增生的瘢痕较为严重,这时需要进行双侧的彻底松解,通过间隙撑开及提拉复位等方式来进行滑脱复位。

四、椎间盘源性腰痛

椎间盘源性腰痛也是 MISTLIF 手术的良好适应证。持续性的腰痛,明确诊断为椎间盘源性疼痛的患者,即使没有明确的硬膜囊及神经根压迫,经保守治疗无效,也可以考虑行 MISTLIF 手术。

五、双节段腰椎病变

早期 MISTLIF 手术主要应用于单节段腰椎病变的患者,这主要是考虑到手术时间、射线暴露等因素,并且 MISTLIF 手术学习曲线较长。随着手术设备和手术技巧的不断进步,目前大部分双节段腰椎病变的患者都可以通过 MISTLIF 手术来医治。良好的术前设计及娴熟的手术技巧是减少手术时间,保证手术疗效的关键。

第二节 MISTLIF 手术禁忌证

一、重度腰椎滑脱症

Ⅲ度及Ⅲ度以上腰椎滑脱是 MISTLIF 手术的禁忌证。严重腰椎滑脱的患者通常会出现腰椎局部解剖结构紊乱,瘢痕组织严重增生,出口神经根的位置发生变化等情况;其出口神经根和走行神经根通常非常接近,造成Kambin 三角变小,处理椎间隙及植入融合器的空间狭小;另外,由于通道下视野及光照较差,在处理椎间隙及植入融合器的过程中容易损伤硬膜囊及神经根。Ⅲ度及以上的腰椎滑脱往往需要行双侧的减压松解,若采用 MISTLIF手术,处理比较困难,过程比较烦琐,手术时间也较长,易出现松解不彻底而造成滑脱复位不满意的情况。因此,严重的腰椎滑脱建议行开放手术。

二、多节段腰椎病变

多节段(≥3 个节段)腰椎病变是 MISTLIF 手术的相对禁忌证。由于在手术过程中需要减压的节段较多,术中需要多次重复放置通道,手术耗时长;并且有多枚椎弓根螺钉需要经皮置入,医患射线暴露多;另外,随着手术节段的增加,经皮置入连接棒也是一个不小的挑战。因此,多节段 MISTLIF 手术往往存在手术时间长、射线暴露多等缺点,对患者而言能否达到真正微创的目的也是医生在手术前要评估考虑的问题。

三、腰骶神经根变异畸形

微创通道下由于手术视野及光源条件等限制,术中容易因为神经根变异畸形而导致神经损伤。文献报道腰骶神经根变异畸形的发生率可达 4%～14%,在术前评估时不一定能发现。因此,无论在术前还是微创术中,如果发现神经根变异畸形,建议行开放手术。

四、严重骨质疏松

严重骨质疏松容易导致内固定相关并发症,无论是行开放还是微创手术都要足够重视。术前应加强患者骨质情况的评估,对于严重骨质疏松的患者可以考虑先行抗骨质疏松治疗,待骨质疏松情况改善后再行手术治疗。术中也可以通过骨水泥钉道加强等措施,减少因骨质疏松而引起的内固定相关并发症。

参考文献

［1］ Foley K T，Lefkowitz M A. Advances in minimally invasive spine surgery[J]. Clin Neurosurg，2002，49：499-517.

［2］ Peng C W，Yue W M，Poh S Y，et al. Clinical and radiological outcomes of minimally invasive versus open transforaminal lumbar interbody fusion[J]. Spine（Phila Pa 1976），2009，34(13)：1385-1389.

［3］ Villavicencio A T，Burneikiene S，Roeca C M，et al. Minimally invasive versus open transforaminal lumbar interbody fusion[J]. Surg Neurol Int，2010，1：12-12.

［4］ Wang J，Zhou Y，Zhang Z F，et al. Comparison of one-level minimally invasive and open transforaminal lumbar interbody fusion in degenerative and isthmic spondylolisthesis grades 1 and 2[J]. Eur Spine J，2010，19(10)：1780-1784.

［5］ 顾广飞,张海龙,贺石生,等.微创经椎间孔腰椎体间融合术治疗腰椎管狭窄合并腰椎不稳症[J].中华外科杂志,2011（12）：1081-1085.

［6］ 王建,周跃,张正丰,等.微创经椎间孔腰椎体间融合术治疗腰椎滑脱症的临床研究[J].中华外科杂志,2011，49(12)：1076-1080.

［7］ Lee K H，Yue W M，Yeo W，et al. Clinical and radiological outcomes of open versus minimally invasive transforaminal lumbar interbody fusion[J]. Eur Spine J，2012，21(11)：2265-2270.

［8］ 陈漩,李野,赵海洋,等.微创经椎间孔、极外侧、斜外侧入路腰椎椎间融合术的适应证及并发症研究进展[J].脊柱外科杂志,2020，18(6)：419-424.

第三章

MISTLIF 手术基础入门

第一节　MISTLIF 手术主要设备与组件

俗话说，"工欲善其事，必先利其器"。要做好一台 MISTLIF 手术，相应的手术设备与器械也是必不可少的。本章就 MISTLIF 手术常用的设备和器械做一简单介绍。

一、可扩张通道系统

可扩张通道由逐级扩张套管、不同型号的撑开叶片（图 3-1）和撑开器组装而成（图 3-2）。此外，可扩张通道系统还包括自由臂及自由臂固定架。

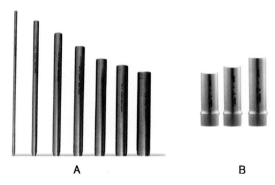

A　　　　　　　　　　　B

图 3-1　可扩张通道系统部分组件

A. 逐级扩张套管；B. 撑开叶片

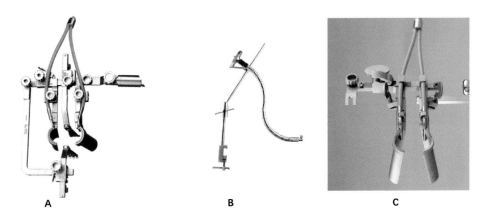

图 3-2 可扩张通道与自由臂及固定架

A. 组装后的可扩张通道系统;B. 自由臂及固定架;C. 组装后的可扩张通道系统(未安装横向挡片)

术前进行体表定位并标记手术切口。术中首先用长针头定位手术节段及切口位置后做切口。根据术者习惯可使用逐级扩张套管依次扩张软组织后,放置撑开叶片;也可以用手指经肌间隙或肌束间隙触及关节突,用骨膜剥离子沿椎板和关节突表面钝性分离附着的肌肉,再放置通道。撑开叶片有不同的规格,可根据患者体型及肌肉软组织的厚度进行选择。通道放置完成后连接自由臂,将自由臂固定于手术床并锁紧。

二、光源系统

MISTLIF 手术通道放置之前可用手术室无影灯照明。在减压及融合手术过程中,由于通道口较窄,无影灯光线一般较难照到术野深部,此时术野的照明主要依靠带光吸引器(图 3-3)及通道附带光源系统(图 3-4)。

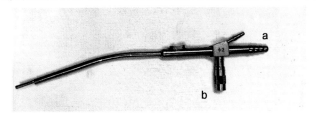

图 3-3 带光吸引器

图中 a 处连接负压吸引器,b 处连接光源接口

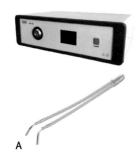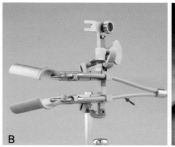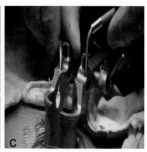

图 3-4 可扩张通道与光源系统

A. 光纤（俗称"小辫子"）及冷光源；B. 小辫子安装；C. 术中安装光纤，为手术提供足够照明

三、透视及置钉辅助设备

1. 体表定位器

体表定位器主要用于术前精准定位手术节段，标记手术切口。体表定位器由 19 根横杆和 4 根纵杆组成，每根横杆长度约为 9 cm，每根纵杆长度约为 18 cm，横杆间距约为 1 cm，在横杆上标有不同的记号，以便透视后区分，该定位器的材质可以是金属、钛合金或高分子材料等。体表定位器术前定位如图 3-5 所示。

2. 透视及置钉引导设备

MISTLIF 手术术前及术中的定位、经皮螺钉的置入等操作均需要透视引导，因此 C 形臂（简称"C 臂"）是不可或缺的工具。经皮椎弓根螺钉置入是 MISTLIF 手术中射线暴露较多的环节，该操作可以在 C 形臂透视下完成，有条件的单位也可以在导航或机器人引导下完成。导航或机器人辅助下行经皮椎弓根螺钉置入手术精准度高，但通常需要和三维 C 形臂或 O 形臂（简称"O 臂"）联合使用，设备较为昂贵（图 3-6）。

3. 皮内定位器

皮内定位器主要用于经皮椎弓根螺钉的置入，其能比较方便地定位椎弓根的穿刺进针点。与传统徒手椎弓根穿刺"试错法"相比，皮内定位器辅助下经皮置钉减少了射线暴露，节约了手术时间。皮内定位器由高分子材料制成

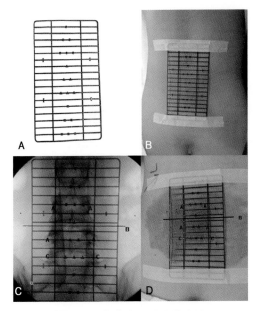

图 3-5　体表定位器术前定位

A. 体表定位器实物图；B. 将体表定位器粘贴固定在患者手术区域；C. 行正位透视，识别解剖结构；
D. 根据透视结果，在患者体表标记出目标节段椎间隙、椎弓根等解剖结构体表投影位置

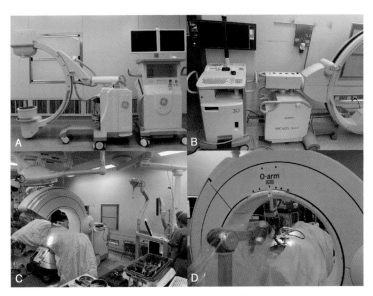

图 3-6　透视及置钉引导设备

A. 普通 C 形臂；B. 三维 C 形臂；C. O 形臂和导航设备；D. O 形臂和手术机器人

的定位藕杆、克氏针、Jamshidi 针及尾帽组成(图 3-7),可用等离子消毒,以循环使用。具体使用方法见本书第八章。

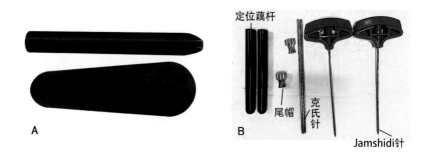

图 3-7 皮内定位器

A. 高分子材料制成的定位藕杆;B. 皮内定位器实拍图

4. 显微镜及摄录系统

MISTLIF 手术可以在肉眼下完成,在术野狭小、照明条件欠佳的情况下,也可以考虑使用手术显微镜。手术显微镜具有良好的照明,能放大手术视野,使术中止血及减压等手术操作更为精细,特别在行单侧入路双侧减压的时候,便于术者清楚分辨对侧神经结构,使减压及止血等操作更为精细,这样极大地降低了对侧减压的难度,增加了手术的安全性。

显微镜还有一个很大的优势就是具有良好的示教功能。通道下行MISTLIF 手术时,由于术野狭小、位置深在及照明较差等原因,除了术者本人之外,助手很难看清术野,台下医生就更困难。显微镜连接摄录系统能实时记录手术过程,使年轻医生、进修生及研究生等有机会更直观地了解及掌握手术操作(图 3-8)。

四、其他设备

MISTLIF 手术中截骨可以使用骨刀或咬骨钳,也可以使用超声骨刀,但在编者单位一般较少使用超声骨刀,主要是考虑到超声骨刀连接使用相对烦琐,也增加了患者的手术费用(包括设备费用及刀头耗材费用等)。MISTLIF手术中也较少使用磨钻,因为磨钻会损耗自体骨,而 MISTLIF 手术中的自体

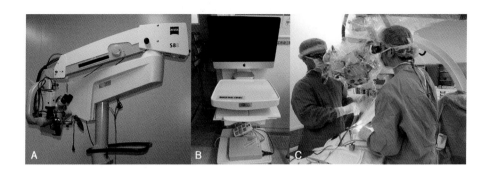

图 3-8 手术显微镜及摄录系统

A. 手术显微镜;B. 摄录系统;C. MISTLIF 术中在显微镜下进行减压操作

骨非常宝贵,主要用于椎间植骨。

神经电生理监测对于脊柱外科手术非常重要,一般常规的 MISTLIF 手术无需神经监测,但对于合并严重脊柱畸形、Ⅱ度以上腰椎滑脱等,担心术中神经损伤的手术,建议常规使用神经电生理监测(图 3-9)。

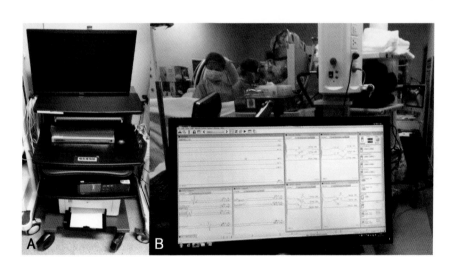

图 3-9 神经电生理监测

A. 神经电生理监测设备;B. 术中监测

第二节 MISTLIF 手术器械与耗材

MISTLIF 手术所用到的很多器械与腰椎开放手术相同,部分器械稍做改良以适应 MISTLIF 手术切口小、位置深的特点。MISTLIF 手术部分常用的器械见图 3-10。

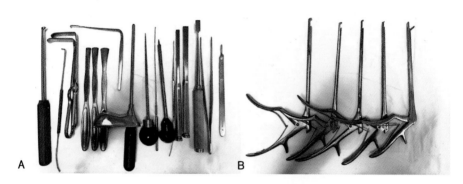

图 3-10 MISTLIF 手术部分常用手术器械

A. 从左至右依次为反向刮匙、腰椎探勾、直角拉钩、骨膜剥离器、神经拉钩、植骨漏斗、置钉 3 件套(开口器、开路器及探子)、神经剥离子、各式骨刀、长镊子及长刀柄;B. 各式椎板咬骨钳及髓核钳

MISTLIF 手术的内固定耗材主要包括椎间融合器及椎弓根螺钉系统。目前市面上提供内固定耗材(包括国产和进口耗材)及相应配套器械的公司很多。总的来说,内固定耗材及配套器械大同小异,常用椎间隙处理工具及内固定耗材与相应配套工具见图 3-11 及图3-12。

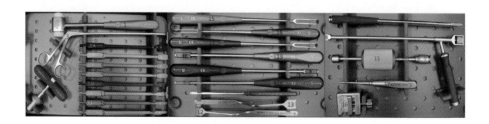

图 3-11 常用的椎间隙处理工具

包括椎间撑开器、终板刮刀、绞刀等

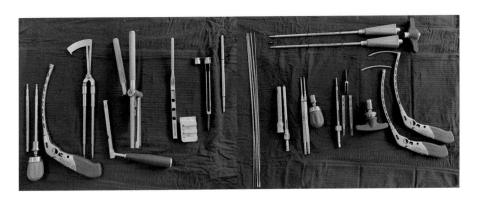

图 3-12 MISTLIF 手术相关耗材与配套工具

第三节 脊柱微创手术射线防护

电离辐射对人体的危害毋庸置疑,常与肿瘤、白内障、心血管疾病等联系在一起,其生物效应存在确定性效应和随机性效应。辐射的确定性效应是剂量依赖性效应,指当辐射超过一定的阈值时,细胞已不能完成自我修复,使得细胞形态功能发生改变,比如毛发脱落、皮肤烧伤、恶心呕吐、白内障等,甚至引发癌变;辐射随机性效应是非剂量依赖性效应,指机体接受的辐射损伤虽然没有超过辐射阈值,但损伤可以在小剂量辐射的不断暴露状态下逐渐积累,最后产生病态的累积效应,比如肿瘤、畸形等。

脊柱微创手术对射线的依赖度非常高,医患双方辐射暴露大。Ahn 等在 30 例经皮内窥镜下腰椎间盘切除术(percutaneous endoscopic lumbar discectomy,PELD)手术中对外科医生的颈部、胸部、臂区和手部进行了辐射测定,平均每台手术时间为 49.8 min,术中透视的平均时间为 2.5 min,平均每台手术颈部测得的辐射剂量为 0.086 3 mSv,胸部为 0.189 0 mSv,上臂为 0.050 6 mSv,左手为 0.805 0 mSv,右手为 0.736 3 mSv。穿戴铅围脖和铅裙可以分别有效减少 96.9% 和 94.2% 的辐射。根据辐射防护限值计算,在穿戴铅服的防护下,每一名外科医生每年最多可进行 683 台手术;在没有穿戴铅服及采用其他防护措施下,每一名外科医生每年最多可进行 291 台手术。Bindal 等也对 MISTLIF 手术中的辐射暴露进行了研究,甲状腺和主要操作手在无辐射防护情况下,接受的辐射剂量分别为 0.32 mGy 和 0.76 mGy,根据辐射防护限值计算,手部每年最多可接受 664 例手术造成的辐射,甲状腺则为 166 例手术。

　　射线的防护一般有以下措施:①距离防护,尽量远离球管。②屏蔽防护,如穿戴铅屏、铅衣、铅围脖、铅手套、铅眼镜等,避免直接辐射。③改变投照方式,正位透视时,球管置于手术床下方;侧位透视时,X 线球管远离医生。④时间防护,不影响工作情况下尽可能减少曝光时间,尽量采用点曝光,不要持续曝光。⑤电压防护,使用 X 线透视时采用自动曝光模式,在满足图像质量的前提下,尽量使放射线最小化。⑥其他,如眼睛扭转向外;手术室面积、墙壁与门窗的厚度及铅当量必须符合防护要求;减少手术室杂物,以减少放射线散射;等等。

参考文献

［1］Gu G, Zhang H, He S, et al. Preoperative localization methods for minimally invasive surgery in lumbar spine: comparisons between a novel method and conventional methods［J］. J Spinal Disord Tech, 2013, 26(7): 277-280.

［2］Gu G, Zhang H, He S, et al. Percutaneous pedicle screw placement in the lumbar spine: a comparison study between the novel guidance system and the conventional fluoroscopy method［J］. J Spinal Disord Tech, 2015, 28(9): 522-527.

［3］Lee K, Lee K M, Park M S, et al. Measurements of surgeons' exposure to ionizing radiation dose during intraoperative use of C-arm fluoroscopy［J］. Spine (Phila Pa 1976), 2012, 37(14): 1240-1244.

［4］Ahn Y, Kim C H, Lee J H, et al. Radiation exposure to the surgeon during percutaneous endoscopic lumbar discectomy: a prospective study［J］. Spine (Phila Pa 1976), 2013, 38(7): 617-625.

［5］Bindal R K, Glaze S, Ognoskie M, et al. Surgeon and patient radiation exposure in minimally invasive transforaminal lumbar interbody fusion［J］. J Neurosurg Spine, 2008, 9(6): 570-573.

第四章

MISTLIF 手术临床应用解剖

第一节　腰骶椎的大体解剖

脊柱腰骶段位于整个脊柱的下端,包括腰椎和骶椎,具备负重和运动功能。正常人体有 5 个腰椎,每个腰椎由椎体和后方的附件组成,椎弓、椎板与椎体后缘围成椎孔,上下椎孔相连形成椎管,容纳脊髓和神经结构。两个椎体之间以及第 5 腰椎和骶骨之间以椎间盘相连接。骶骨由 5 个骶椎在生长发育过程中融合而成,除与第 5 腰椎形成腰骶关节外,还与两侧的髂骨形成骶髂关节,传递躯干的重力至下肢,此外还通过韧带与尾骨相连接。

一、腰骶椎骨性结构

(一) 腰椎椎骨

1. 椎体

腰椎椎体粗壮,横断面呈肾形,上下扁平。椎体前缘高度由上而下递增,后缘高度递减,从而形成腰椎生理性前凸。

2. 椎弓根

由椎体向后外延伸,其上下分别存在上切迹和下切迹,构成椎间孔的上下壁。其中上切迹较小,其矢状径自第 1 腰椎向下逐渐变小;下切迹较大,上下椎节之间矢状径差别不大。根据上切迹矢状径的大小,可大致估计侧隐窝的宽窄。

3. 椎板

腰椎的椎板较厚，并略向后下倾斜。椎板厚度一般为 $6\sim7$ mm，厚度超过 8 mm 可视为增厚。两侧椎板所构成的角小于 $90°$，有可能导致椎管的狭窄。

4. 关节突

上关节突自椎弓根发出，关节面朝向后内；下关节突自椎弓根与椎板结合处发出，关节面朝向前外。上、下关节突粗大，关节面几乎呈矢状面。上关节突的增生内聚或下关节突的向前滑移，均可导致椎管狭窄。

5. 横突

由椎弓根与椎板会合处向外突出，腰 5 横突粗短，腰 3 横突最长。上关节突后缘的卵圆形隆起称为乳突，而横突根部的后下侧的小结节称为副突。

6. 棘突

腰椎的棘突相对较短，呈水平位，略向下倾斜，为多裂肌附着处。棘突对维持脊柱后方的稳定具有重要作用。皮下脂肪较薄的患者，术前可以通过体表触摸棘突尖部来定位腰椎节段。

7. 椎管

椎体及后方附件的骨性结构构成椎孔，上下椎孔相连形成椎管，容纳脊髓和神经结构。椎管的前壁由椎体后方、椎间盘后缘和后纵韧带构成；后壁为椎板、黄韧带和关节突关节；两侧壁为椎弓根和椎间孔。椎管一般可以分为中央椎管和侧方椎管，中央椎管为脊髓及其被膜所在的位置，侧方椎管为椎管外侧部脊神经根所占部位。在下腰椎，侧椎管结构被称为侧隐窝，其前壁为椎体及椎间盘的后外侧，后壁为上关节突、黄韧带，外侧壁为椎弓根和椎间孔。侧隐窝狭窄卡压神经根是引起腰腿痛的原因之一。

（二）骶骨

骶骨有 5 块骶椎融合而成，呈三角形，底向上，尖向下，盆面凹陷，上缘中份向前隆凸，称为岬。骶骨的前部由上向下凹进，两边各有 4 个骶前孔。背面粗糙隆凸，正中线处为骶正中嵴，嵴外侧有 4 对骶后孔。骶前、后孔均与骶管相通，有骶神经前、后支通过。骶骨的两侧上部粗糙，为上 3 个骶椎横突相愈合所致，该部呈耳郭状，又称耳状面，与髂骨相应的关节面形成骶髂关节。骶骨参与形成骨盆的后壁,上连第 5 腰椎,下接尾骨。

(三) 腰骶移行椎

腰骶移行椎(lumbosacral transitional vertebrae,LSTV)是一种常见的脊柱变异,其常与腰部疼痛相关。这种脊柱变异包括腰椎骶化和骶椎腰化,发生率在 4%~30%。正确辨别腰骶移行椎在临床工作中具有重要意义,一旦辨别错误可能导致手术节段的错误。

通过侧位片和 Ferguson 位片,Castellvi 等将腰骶移行椎分为 4 型(图 4-1)。Ⅰ型,包括单侧(Ⅰa)或双侧(Ⅰb)混合体型的横突,横突头侧至尾侧的宽度大于 19 mm。Ⅱ型,表现为单侧(Ⅱa)或双侧(Ⅱb)的腰化或骶化,增大的横突和骶骨形成可动关节。Ⅲ型,则是单侧(Ⅲa)或双侧(Ⅲb)的腰化或骶化,横突与骶骨完全骨性融合。Ⅳ型,则是一侧表现为Ⅱ型移行,对侧表现为Ⅲ型移行。

这种分型虽然表述了腰骶移行椎与相邻节段的关系,但并不能对移行节段准确的计数提供帮助。术前可以通过全脊柱 MRI 来判定移行椎,从 C2 开始由头侧向尾侧计数,而不是以 L5 开始从尾侧向头侧计数。术中应将通过透视得到的腰椎正侧位片与术前腰椎片及 MRI 仔细比较,确定手术节段,避免节段定位错误。

二、椎骨之间的连接

(一) 椎间盘

椎间盘是连接两个椎体之间的结构,由上、下软骨板、纤维环和中间的髓核共同构成。生理状态下的椎间盘富有弹性,在参与脊柱运动功能的同时可以减轻和缓冲外力对脊柱、脊髓的震荡。而由外部因素及自身退变导致的椎间盘损伤及退变,被认为是脊柱退行性疾病的始动因素。

1. 上、下软骨板

上、下软骨板为透明软骨覆盖于椎体上、下表面的软骨面,又称终板。可以承受压力保护椎体,也具有半透膜作用,水分及营养物质可通过其渗透至无血液供应的髓核及纤维环内层。如果终板出现裂口,髓核可疝入椎体,则形成许莫氏结节。

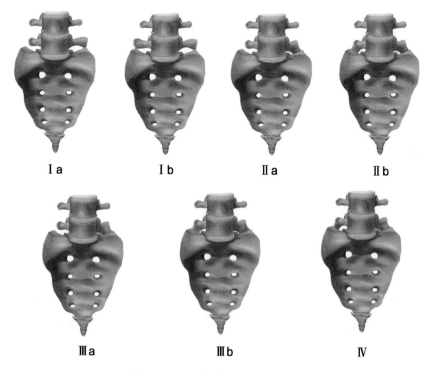

Ⅰa   Ⅰb   Ⅱa   Ⅱb

Ⅲa   Ⅲb   Ⅳ

图 4-1　腰骶移行椎的 Castellvi 分型

2. 纤维环

在上、下透明软骨板的周围有一圈坚强的纤维组织,呈同心圆排列,由胶原纤维和纤维软骨组成,称为纤维环。纤维环具有抗旋转及抗扭曲功能,其各层纤维的方向彼此交错、斜形走行,最内层纤维与髓核的细胞间基质相融合,无明显界限。生理状态下,纤维环内三分之一无血管及神经末梢分布,若因外伤、退变等因素导致内层纤维环撕裂,则可能导致血管增生、神经末梢长入,此为盘源性疼痛的病理基础。

3. 髓核

髓核为富有弹性的胶冻状物质,由软骨细胞、蛋白多糖、硫酸软骨素和水等构成,含水量在 85% 左右。随着年龄增加,其含水量递减,椎间盘的弹性也随之降低。因外伤或退变因素,可出现纤维环破裂、髓核突出或脱出,导致神经受压的情况。

(二) 韧带

1. 前纵韧带

前纵韧带是人体中最长的韧带,位于椎体前面,宽而坚韧,其纵行的纤维牢固地附着于椎体和椎间盘,有限制脊柱过度后伸和椎间盘向前脱出的作用。

2. 后纵韧带

后纵韧带位于椎管内椎体后面,窄而坚韧。与椎间盘纤维环及椎体上下缘紧密连接,而与椎体的结合较为疏松,其间常有裂隙供椎体静脉穿过,有限制脊柱过度前屈的作用。

3. 黄韧带

黄韧带位于椎管内,是连接相邻两椎板间的韧带,由黄色的弹性纤维构成。黄韧带位于上下椎板之间,从上往下依次增厚。上方起自上位椎板下缘前面,向外至同一椎骨的下关节突根部,直至横突根部;下方附着于下位椎板上缘后面及上关节突前上缘的关节囊。在正中线上,两侧黄韧带之间存在小裂隙,有少许脂肪,黄韧带几乎充满整个椎板间隙。黄韧带主要参与构成椎管后壁及后外侧壁,具有限制脊柱过度前屈的作用。因外力或退变因素,黄韧带可发生增厚、弹性降低,继发椎管狭窄,从而导致神经受压的症状。

4. 棘上韧带

腰椎的棘上韧带附着于棘突末端的后方及两侧,主要作用是限制脊柱过度前屈。

5. 棘间韧带

棘间韧带是连接相邻棘突间的薄层纤维,附着于棘突较深处。棘间韧带前方与黄韧带移行,后方与棘上韧带移行,主要作用是限制脊柱的过度前屈。

6. 横突间韧带

横突间韧带是位于相邻椎骨横突间的纤维索,部分与横突间肌混合。

(三) 关节突关节

关节突关节由相邻椎体上、下关节突的关节面构成。上腰椎关节面的方向近似矢状,在下腰椎关节面方向近似冠状。关节突关节是 MISTLIF 手术非常重要的解剖标志。

关节突关节由脊神经后内侧支的关节支支配。每个后内侧支至少支配同一平面和下一平面的两个关节突关节,而每个关节突关节至少由两个脊神经后内侧支发出的关节支支配。椎间盘退变致椎间隙狭窄,关节突肥大或不对称等因素,有时可刺激脊神经后内侧支,引起关节突源性腰痛。部分内固定术后患者的腰痛,可能是腰椎脊神经后内侧支卡压造成,可行脊神经后内侧支阻滞术明确诊断,必要时行内镜下脊神经后内侧支射频或毁损术。

三、腰背筋膜及肌肉

(一) 腰背筋膜及腰背部浅层肌肉

腰背筋膜有保护肌肉及加强腰部支持的作用,其分为前、中、后三层。后层最厚,位于腰背部皮下深面,向上与胸部深筋膜相续,在竖脊肌后面形成坚韧的被膜,其后为背阔肌和下后锯肌,附于棘突和棘上韧带。中层附于腰椎横突尖,向上附于第12肋,向下附于髂嵴。在竖脊肌外缘,前、中、后层相连形成腹横肌腱膜,为腹横肌起始部。

(二) 腰背部深层肌肉

1. 竖脊肌

竖脊肌起点由筋膜和肌肉两部分组成。筋膜部分和腰背筋膜后层相融合,肌肉部分起于骶髂骨韧带和髂棘上部。竖脊肌可分为三个纵行肌柱,外侧为髂肋肌,中部为最长肌,内侧为棘肌。其中最长肌最强大,棘肌最为薄弱。

(1) 髂肋肌:作为外侧肌柱,分为颈、胸、腰三个部分。腰髂肋肌以六或七条平坦的腱附着至下方六或七根肋骨角的下缘。

(2) 最长肌:作为中间肌柱,为三柱中最宽、最厚的部分,可分为胸最长肌、颈最长肌和头最长肌三个部分。胸最长肌起自骶骨,竖脊肌总肌腱的内侧部,止于腰椎的副突和横突、胸椎的横突尖及其附近的肋骨部分。

(3) 棘肌:作为内侧肌柱,为三柱中最短者,其紧附于棘突的两侧,自腰部一直延展至下颈部。

2. 多裂肌

多裂肌为多束小肌束,止点跨越2~4节椎骨,在下起自骶骨后面,在腰部起自乳突,止于上位2～4椎骨的棘突下缘。多裂肌能够协调腰椎完成伸展、旋转以及侧屈等动作,对胸腰椎起稳定作用。

3. 棘突间肌和横突间肌

棘突间肌和横突间肌分别介于棘突之间和横突之间。

四、腰骶段脊髓、神经分布

(一) 脊髓

脊髓的下方存在腰膨大,一般位于 T10-L1 水平,其下方逐渐呈圆锥形,尖端伸出一细长条索状物,称为终丝。腰、骶、尾部的前后根自脊髓发出后,围绕终丝在椎管内向下走行一段较长距离,再通过相应的椎间孔发出,在椎管内的这段称为马尾。在成人脊髓圆锥大致位于 L1 椎体水平,再往远端是马尾神经。

(二) 脊神经

脊神经由前根和后根组成。前根较大,又称运动根,自灰质的前角细胞发出,末梢主要支配肌肉,控制调节运动;后根又称感觉根,沿脊髓的后外侧沟排列,主要为感觉传入纤维。前根和后根在椎间孔处形成脊神经,为包含感觉纤维和运动纤维的混合神经。每个后根有一个脊神经节,骶尾神经的神经节位于椎管内,其余神经节位于椎间孔内。

1. 脊神经的分支

脊神经的前根和后根在椎间孔处汇合成脊神经干后,立即分为 4 支,包括前支、后支、脊膜支和交通支。

(1)脊神经前支主要分布至躯干及下肢的肌肉,并参与组成腰、骶神经丛。

(2)脊神经后支以感觉纤维为主,进一步分为内侧支、中间支及外侧支,主要分布于肌肉、皮肤等感受器。

腰脊神经后内侧支在下位椎体上关节突根部的外侧斜向后下,经骨纤维管至椎板后面转向下行,分布于腰背部肌肉及关节突关节。腰脊神经后内侧支骨纤维管位于腰椎乳突与副突间的骨间沟处,由外上向内下走行。后内侧支骨纤维管有四个壁,上壁为乳突,下壁为副突,前壁为乳突副突间沟,后壁为乳突副突韧带。如后壁的韧带发生骨化,则形成完整的骨管。

腰脊神经后内侧支进入骨纤维管的部位,即管的入口外形可为圆形、椭圆形或呈裂隙状。在乳突副突韧带的内侧缘有骨纤维管的出口,腰脊神经后内侧支从此处离开管道。骨纤维管是一个近似"拱形"的管道,从外上到内下有一个转折,即乳突副突间沟骨面向后突起的部分,此处乳突副突韧带较厚,是骨纤维管的一个狭窄区域。在病理状态下,腰脊神经后内侧支或其伴行的血管在此处容易受到卡压而引起腰痛。

(3) 交通支属于交感神经系统结构,是连于脊神经与交感干之间的细支,分为白交通支和灰交通支。

(4) 脊膜支为脊神经出椎间孔后发出的一条返回椎管内的细支,分布于脊髓被膜、血管壁、骨膜、韧带和椎间盘等处。脊膜支内除含有来自脊神经节的感觉纤维,还含有与邻近交感神经节相连的纤维,二者合称为窦椎神经。各种原因刺激窦椎神经,都有可能导致腰背痛。

2. 脊神经节

脊神经节位于脊神经后根上,呈纺锤形,长为 $4\sim6$ mm,其大小与所在脊神经的后根粗细成正比。脊神经节一般位于椎间孔内,但骶尾神经的脊神经节位于椎管内。

3. 腰骶神经根变异

腰骶神经根变异(lumbosacral nerve root anomalies,LNRA)是指腰骶部神经根在形态、走行和起始位置上出现异常。目前对 LNRA 的分型无统一标准,相对使用较多的分型有 Kadish 分型和 Neidre 分型。

Kadish 等在 1984 年根据尸体解剖研究提出了腰骶神经根变异分型:①Ⅰ型,不同层次的根间形成硬膜内吻合。②Ⅱ型,异常起源的神经根。Ⅱa 型为颅源;Ⅱb 型为尾源;Ⅱc 型为颅源和尾源的组合,影响多个神经根(邻近根);Ⅱd 型为联合神经根。③Ⅲ型,神经根间硬膜外吻合。④Ⅳ型,神经根硬膜外分裂(图 4-2)。

Neidre 等也提出了腰骶神经根变异的分型:①Ⅰ型,可分为Ⅰa 型及Ⅰb型。Ⅰa 型,两个神经根起源于一个共同的硬脑膜鞘;Ⅰb 型,两个神经根几乎

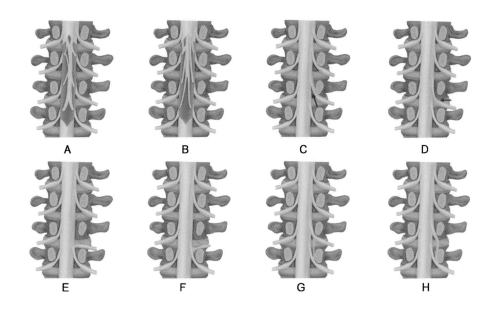

图 4-2　Kadish 等提出的腰骶神经根变异分型

A、B. Ⅰ型,不同层次的根间形成硬膜内吻合;C～F. Ⅱ型,异常起源的神经根;Ⅱa 型为颅源(C);Ⅱb 型为尾源(D);Ⅱc 型为颅源和尾源的组合,影响多个神经根(邻近根)(E);Ⅱd 型为联合神经根(F);G. Ⅲ型,神经根间硬膜外吻合;H. Ⅳ型,神经根硬膜外分裂

连在一起,导致一根神经类似于颈神经根,呈直角从硬膜囊中出来。②Ⅱ型,可分为Ⅱa 型和Ⅱb 型。Ⅱa 型,两个神经根穿过同一个孔,留下一个根管未被占据;Ⅱb 型,所有孔都有神经根,但其中一个孔有两个单独的根。③Ⅲ型,相邻神经根之间吻合。④Ⅳ型,Burke 等发现的 Neidre 分型Ⅳ型,即神经根从鞘囊分支出来,与正常的神经根在远端汇合(图 4-3)。

五、腰骶段血管分布

腰椎节段动脉从腹主动脉发出,沿椎体侧壁对称排列,主要供应腰椎、椎旁肌和腹膜后的肌肉,有对应的静脉伴行。节段静脉存在较多变异,很少成对排列,位置相对不恒定,左侧静脉出现率远高于右侧,回流血液多通过左侧节段静脉注入下腔静脉。

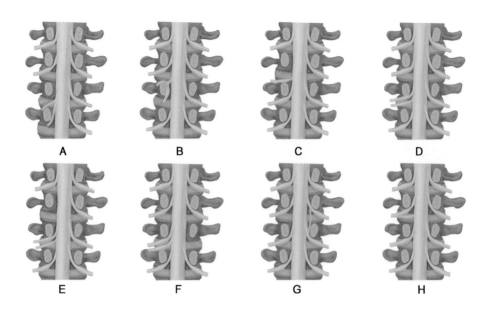

图 4-3　Neidre 等提出的腰骶神经根变异分型

A. Ⅰa 型,两个神经根源于一个共同的硬脑膜鞘;B、C. Ⅰb 型,两个神经根几乎连在一起,导致一根神经类似于颈神经根,呈直角从硬膜囊中出来;D、E. Ⅱa 型,两个神经根穿过同一个孔,留下一个根管未被占据;F. Ⅱb 型,所有孔都有神经根,但其中一个孔有两个单独的根;G. Ⅲ型,相邻神经根之间吻合;H.Burke 等发现的 Neidre 分型Ⅳ型,即神经根从鞘囊分支出来,与正常的神经根在远端汇合

(一) 腰椎动脉系统

腰椎的血供来自腰动脉,由腹主动脉的后壁发出,沿椎体的中部向后外侧走行,沿途发出一些垂直小支进入椎体前方,以营养椎体。腰动脉至椎间孔前缘先后发出 3 个主要分支:脊椎前支、横突前支和背侧支,形成椎管外、内血管网两组。椎管外血管网以横突为界,又分为椎管外血管网前组和椎管外血管网后组。椎管外血管网前组由横突前支(横突前动脉)形成,此支较为粗大,位置较深,破裂可产生腹膜后血肿,随后可发生顽固性肠麻痹。

椎管内血管网包括脊前、后支(椎弓根前、后动脉)。脊前支先发出一个小的分支供应神经根,然后经椎间孔前缘进入椎管,随即发出升、降支,由升支再发出横支,在中线汇合,经椎体后方静脉窦孔进入椎体,相邻节段脊前支的升、降支彼此吻合,形成纵行血管网。动脉前支、神经支与椎管内窦椎神经沿脊椎上下伴行。脊后支较前支细,呈网状分布于椎板和黄韧带内侧,然后穿入椎板，以微细小支在硬膜外脂肪中走行，与硬脊膜动脉丛相连。

（二）腰椎静脉系统

腰椎的静脉系统由 3 个互相交通的无瓣膜的静脉网构成。

1. 椎骨内静脉

椎体周围静脉注入椎体中央管道，然后在后纵韧带与骨膜的深面经椎体后缘滋养孔汇入静脉窦内，与椎管内静脉相交通。

2. 椎管内静脉

椎管内静脉丛位于椎间孔骨性结构的内侧，包裹在疏松脂肪组织内。主要分为 3 组：椎管内前静脉、椎管内后静脉和根静脉。椎管内前静脉在椎弓根部弯行向内，在椎间盘部弯行向外，在滋养孔与椎骨内静脉相交通。椎管内前静脉紧贴椎间盘后面，位于硬脊膜及马尾神经前方。椎管内后静脉离椎间盘较远，一般位于椎板内面，也有小支至黄韧带，还有少数吻合支跨越黄韧带。根静脉为节段静脉，分别走行于两侧椎弓根的上下，经椎间孔穿出。

3. 椎管外静脉

椎管外静脉丛包绕在椎体外侧周围，主要来自两侧的腰升静脉，根据其与椎体的位置关系又分为椎前静脉丛和椎后静脉丛，它们通过椎间孔和骨纤维通道与节段静脉和椎管内静脉丛相交通。

第二节　MISTLIF 手术相关解剖

一、手术入路解剖

早在 1968 年，Wiltse 等首次利用旁中央切口经多裂肌与最长肌之间的肌间隙入路进行腰椎手术，该手术入路也被称为 Wiltse 入路。1988 年，Wiltse 等对手术切口进行了改良，采用后正中切口，皮下游离后在筋膜层旁开做一切口进入肌间隙（图 4-4）。该入路不仅可以良好显露腰椎横突、小关节及椎间孔等结构，而且能够保持棘间和棘上韧带的完整性，降低术后腰背痛的发生率。该入路被广泛用于腰椎滑脱、极外侧椎间盘突出、椎管狭窄等疾病的治疗和腰椎椎弓根螺钉置入等手术操作中。

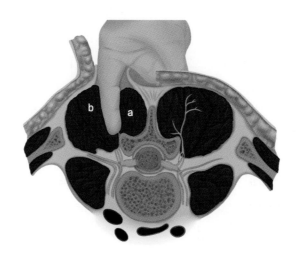

图 4-4　Wiltse 入路

图中 a 为多裂肌，b 为最长肌

解剖学研究表明多裂肌紧密附着于腰椎棘突两侧，由上向下肌束逐渐增粗，而且间隙内无血管与神经穿行，仅由脂肪组织填充。在 L1～L3，多裂肌与最长肌之间的肌间隙起点靠近脊柱中线，分离该肌间隙可以轻松显露腰椎小关节及横突结构，有利于椎管减压及椎弓根螺钉置入；在 L4～S1 水平，Wiltse

入路偏离中线,通过该入路可以良好显露椎间孔及腰椎侧方结构,能比较方便地处理椎间孔狭窄和极外侧腰椎间盘突出等疾病,同时也能方便地进行椎弓根螺钉的置入,但对中央及对侧椎管的显露并不容易,故通过该间隙进行中央及对侧椎管的减压往往比较困难。

有学者对 Wiltse 入路肌间隙在不同腰椎水平与后正中线之间的距离进行了研究,发现由上向下该间隙与中线的距离逐渐增大。Palmer 等通过测量表明,多裂肌和最长肌之间的肌间隙与中线的距离:L1-L2 为 7.9 mm,L2-L3 为 10.4 mm,L3-L4 为 16.2 mm,L4-L5 为 28.4 mm,L5-S1 为 37.8 mm。国内也有学者对肌间隙与后正中线的距离进行了研究,得出了国人的数据,他们通过研究发现:多裂肌从 L1 到 S1 逐渐增粗,并且最长肌对多裂肌的覆盖逐渐减少;深层多裂肌与最长肌之间的间隙和浅层多裂肌与最长肌之间的间隙距离中线的数值,较国外数值略小。在 L1-L2、L2-L3 及 L3-L4 平面,能够比较容易地通过多裂肌和最长肌之间的肌间隙入路进行椎管的减压、融合及内固定手术;而在 L4-L5 及 L5-S1 平面,肌间隙太过偏外,完全从肌间隙入路进行椎间融合及椎弓根螺钉的置入可能比较方便,但进行中央及对侧椎管的减压则会比较困难。

因此,在下腰椎行 MISTLIF 手术,若通过多裂肌和最长肌之间的肌间隙入路,通常过于偏外,这时从多裂肌肌束间隙进入,通过扩张管由小到大逐级扩张的方式建立微创工作通道,会比较合适。肌纤维在可扩张通道撑开过程中被逐渐推开,其排列顺序不会发生明显改变。这种手术方式减少了传统 PLIF 或 TLIF 手术的入路损伤,保留了脊柱后方结构,能有效减少术后死腔的形成,降低术后腰背痛的发生率,同时又能兼顾"减压"和"融合",是比较理想的手术方式。

二、腰椎椎管、神经根管及侧隐窝

(一) 腰椎椎管

椎体及后方附件的骨性结构构成椎孔,上下椎孔相连形成椎管,椎管容纳脊髓和神经结构。椎管的前壁由椎体后方、椎间盘后缘和后纵韧带构成;后壁为椎板、黄韧带和关节突关节;两侧壁为椎弓根和椎间孔。椎管一般可以分为中央椎管和侧方椎管,中央椎管为脊髓及其被膜所在的位置,侧方椎管为椎管外侧部脊神经根所占部位。

(二) 神经根管

神经根管是指神经根自硬膜囊发出至椎间孔外的区域,可分为 3 段:入口区、中间区与出口区。入口区指神经根从硬膜发出至上关节突的区域;中间区指椎板峡部至椎间孔的区域,包含侧隐窝部分;出口区指椎间孔外区域。临床上根据不同的致压部位可以行选择性神经根管减压术。

(三) 侧隐窝

侧隐窝前壁是椎体和椎间盘后外侧,后壁为上关节突、黄韧带,外侧壁为椎弓根和椎间孔。侧隐窝正常前后径为 3～5 mm,<3 mm 为侧隐窝狭窄。

三、腰椎间孔与安全三角

(一) 腰椎间孔

腰椎间孔是腰椎侧方在上、下相邻椎体之间形成的骨性孔道,是神经根自硬膜囊发出后斜行穿过的通道。椎间孔区的解剖结构复杂,MISTLIF 手术需要熟悉椎间孔区的解剖结构,避免术中造成医源性损伤。

1. 椎间孔的大体形态

文献对腰椎间孔的边界和形态的描述不完全一致,一般认为腰椎间孔的上、下壁分别由上位椎弓根下切迹、下位椎弓根上切迹围成,前壁由相邻椎体后外侧、椎间盘的后部以及后纵韧带构成,后壁是关节突关节的关节囊及覆盖关节突关节前方的黄韧带,椎间孔内侧朝向椎管,外侧有一层结缔组织,腰神经、窦椎神经、腰动脉分支、静脉、淋巴管、脂肪组织通过外口进出椎间孔。

2. 腰椎间孔的韧带

腰椎间孔的内、外侧及腰椎间孔内部均存在韧带。椎间孔韧带无肌肉附着,腰部上位椎间孔的韧带较下部椎间孔的韧带更清晰,形态圆而厚实。以通过上、下椎弓根内侧缘的垂直连线和通过上、下椎弓根外侧缘的垂直连线为界,可以将椎间孔分为 3 个区,由内向外分别为入口区、中央区和出口区。椎间孔韧带在这 3 个区域都有分布,分别称为内侧韧带、孔内韧带和外侧韧带。

3. 腰椎间孔的神经

神经根通常位于腰椎椎间孔的上部,包括前运动根和后感觉根,分别与脊髓表面前外侧沟和后外侧沟相连。神经根在行进过程中由 Hoffmann 韧带固定,其可随体位变动而移动。感觉根上有背根神经节,腰段的背根神经节自上而下逐渐增大。在腰椎间孔处,前运动根在紧邻背根节处加入后感觉根,组成混合性质的脊神经。在椎间孔出口处,脊神经通常分为较粗的前支和较细的后支。脊膜返支是在脊神经分出前支和后支之前发出的分支,其与主干走行方向相反,在椎间孔外发出之后,又经椎间孔返回椎管内,分布于硬脊膜、脊神经根外膜、后纵韧带、动静脉血管和骨膜等结构。脊膜返支包含丰富的感觉神经纤维和交感神经纤维,受刺激时也可能引起腰痛或腰腿痛。

4. 腰椎间孔的血管

腰动脉通常紧贴椎体走行,第 1～4 腰动脉由腹主动脉发出,第 5 腰动脉由骶正中动脉发出。根动脉由腰动脉脊支发出,通常伴脊神经根走行,穿椎间孔入椎管后,根动脉分为前、后根动脉和脊膜支。椎间孔内的静脉较多,可分为两大类:一类是椎间孔交通静脉丛,该静脉丛是连接椎管内外静脉丛的重要通道,其静脉腔内无瓣膜,主要沿椎间孔内侧韧带与椎弓根上切迹形成的隔室通过椎间孔;一类是根静脉,通常位于下后侧,伴神经根出椎间孔。

(二) 安全三角

1990 年,Kambin 提出了椎间孔安全三角的概念,即以椎间孔出口神经根为斜边,下位椎体上终板为底边,硬膜囊或走行神经根为内侧边的三角形区域(图 4-5)。安全三角是内窥镜手术非常重要的解剖区域,在 MISTLIF 手术中同样重要,因为很多减压融合的操作就在这个区域。在腰椎滑脱、椎间隙狭窄等情况下出口神经根和走行神经根往往距离较近,行减压和融合过

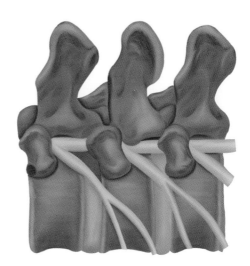

图 4-5　Kambin 三角

程中易造成硬膜囊和神经根损伤,特别是在植入融合器的过程中容易损伤出口神经根。在安全三角操作空间较小的情况下,可以切除上关节突的尖部,打开椎间孔,并适当撑开椎间隙,以扩大操作区域,确保手术安全。

参考文献

［1］Castellvi A E, Goldstein L A, Chan D P. Lumbosacral transitional vertebrae and their relationship with lumbar extradural defects［J］. Spine (Phila Pa 1976), 1984, 9(5): 493-495.

［2］李云昊,程云忠,刘铁,等.腰骶神经根变异分型的研究进展［J］.中华骨科杂志,2021, 41(12): 808-814.

［3］Kadish L J, Simmons E H. Anomalies of the lumbosacral nerve roots: an anatomical investigation and myelographic study［J］. J Bone Joint Surg Br, 1984, 66(3): 411-416.

［4］Neidre A, MacNab I. Anomalies of the lumbosacral nerve roots: review of 16 cases and classification［J］. Spine (Phila Pa 1976), 1983, 8(3): 294-299.

［5］Burke S M, Safain M G, Kryzanski J, et al. Nerve root anomalies: implications for transforaminal lumbar interbody fusion surgery and a review of the Neidre and Macnab classification system［J］. Neurosurg Focus, 2013, 35(2): 9-15.

［6］Crock H V, Yoshizawa H. The blood supply of the lumbar vertebral column［J］. Clin Orthop Relat Res, 1976 (115): 6-21.

［7］Wiltse L L, Bateman J G, Hutchinson R H, et al. The paraspinal sacrospinalis-splitting approach to the lumbar spine［J］. J Bone Joint Surg Am, 1968, 50(5): 919-926.

［8］Wiltse L L, Spencer C W. New uses and refinements of the paraspinal approach to the lumbar spine［J］. Spine (Phila Pa 1976), 1988, 13(6): 696-706.

［9］王世栋,邓雪飞,尹宗生,等.腰椎后路椎旁肌间隙入路的解剖学与影像学观察［J］.中国脊柱脊髓杂志,2013, 23(3): 257-262.

［10］Palmer D K, Allen J L, Williams P A, et al. Multilevel magnetic resonance imaging analysis of multifidus-longissimus cleavage planes in the lumbar spine and potential clinical applications to Wiltse's paraspinal approach［J］. Spine (Phila Pa 1976), 2011,

36(16): 1263-1267.

[11] Li H, Yang L, Chen J, et al. Magnetic resonance imaging-based anatomical study of the multifidus-longissimus cleavage planes in the lumbar spine[J]. Am J Transl Res, 2016, 8(1): 109-116.

[12] Kambin P. Arthroscopic microdiscectomy: minimal intervention spinal surgery[M]. Baltimore: Urban & Schwarzenburg, 1990.

第五章

MISTLIF 手术术前诊断技术

由于慢性腰腿痛病理机制复杂多样，且疼痛症状为患者主观感受，故临床上有时仅根据患者的症状、体征，以及影像学、实验室等辅助检查尚不能完全明确疼痛的来源，无法实现精准诊断。这种情况下，通过硬膜外阻滞、脊神经后内侧支阻滞及椎间盘造影等一些侵入性的诊断技术，在一定程度上可以提高诊断准确率。

第一节　腰椎硬膜外阻滞技术

腰椎硬膜外阻滞是指在硬膜外腔注射少量局麻药物、类固醇激素或其他药物，旨在缓解疼痛及减轻局部炎性反应。同时，可用于多节段或不典型腰腿痛责任节段的确定，具有一定的诊断价值。腰椎硬膜外阻滞一般有三种入路：经椎间孔入路、经椎板间入路及经骶尾部入路。从理论上讲，腰椎硬膜外阻滞可以在超声引导下或射线引导下进行，但脊柱外科医生对于射线引导下行腰椎硬膜外阻滞的解剖结构可能更为熟悉，操作也更加简单、安全，故本章主要介绍射线引导下腰椎硬膜外阻滞技术。

腰椎硬膜外阻滞技术的适应证：腰椎间盘突出症、腰椎管狭窄症（椎间孔狭窄）引起的腰腿痛；无明确手术指征的下肢根性疼痛；腰椎手术后残留腰腿疼痛等。

腰椎硬膜外阻滞对于有凝血功能障碍、全身或局部感染征象以及对注射药物过敏等情况的患者存在禁忌。糖尿病、心力衰竭及免疫抑制等为相对禁忌证,需要术者权衡评估。

一、经椎间孔硬膜外阻滞技术

腰椎椎间孔的解剖已在本书第四章中详细阐述,这里不再赘述。

经椎间孔硬膜外阻滞技术在临床工作中较为常用,医生将药物注入硬膜外间隙,药物在硬膜外前间隙扩散,起到控制局部炎性反应及减轻疼痛的作用。经椎间孔硬膜外阻滞比传统硬膜外阻滞更为直接,需要的药物也更少,较少的药物用量也可以减轻患者毒性反应。

临床上以诊断为目的时,注射药物剂量通常较少,以局麻药为主,一般不超过 0.5 mL,以防止注射的药物弥散范围过大;以治疗为目的时,注射药物剂量可以适当增加,一般局麻药和类固醇激素混合使用,可以起到止痛及消除炎性反应的作用。

临床上行经椎间孔硬膜外阻滞一般采用"Kambin 三角"入路。患者俯卧位,腹部垫腰桥,在腰椎目标节段放置体表定位器,行正侧位透视,根据正位片影像标记出目标节段的椎间隙及上下椎弓根在患者背部的投影位置,根据侧位片标记出目标间隙椎间孔在体表侧方的投影位置。穿刺靶点在正位片上位于椎弓根内缘,侧位片上位于椎体后缘位置。穿刺进针点的选择一般根据患者的体型,距后正中线 10~14 cm。穿刺时"宁浅勿深",在透视引导下缓慢进入,当穿刺受阻时,根据透视影像及时调整穿刺针头尾倾角及深度。穿刺偏浅时,术者适当上抬穿刺针,使穿刺针向深部缓慢滑入椎间孔,这时术者通常能感受到穿刺针滑入的"手感",穿刺到位后再次透视确认穿刺针位置(图 5-1)。穿刺针位置满意后,缓慢注射药物,计算注入的药物量时要考虑穿刺针内药物的残留量。

二、经椎板间硬膜外阻滞技术

经椎板间硬膜外阻滞技术在麻醉疼痛科较为常用,可分为常规椎板间入路与改良椎板间入路(又叫侧隐窝入路)。常规椎板间入路硬膜外阻滞技术主要应用于腰腿疼痛的治疗;改良椎板间入路硬膜外阻滞可以使药物注射在目标神经根附近,用于治疗根性痛和鉴别疼痛的原因,是椎间孔狭窄患者的

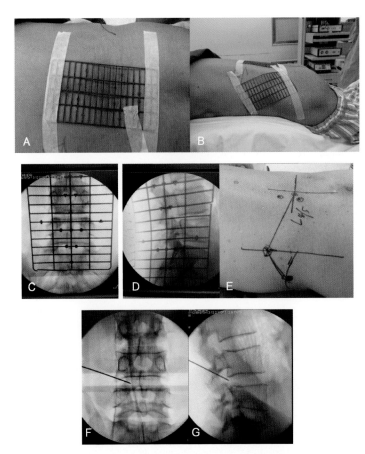

图 5-1　经椎间孔硬膜外阻滞操作过程

A、B. 患者俯卧位,垫腰桥,将体表定位器粘贴固定在腰部正侧方;C、D. 行腰椎正侧位透视,透视时要求目标节段在球管中央,正位片棘突居中,终板呈一条直线;侧位片上椎弓根无重影;E. 根据透视影像在患者体表标记出后正中线、目标间隙及椎弓根的正侧位体表投影,确定穿刺靶点及穿刺进针点的位置;F、G. 透视引导下穿刺,遵循"宁浅勿深"的原则,侧位上不超过椎间孔侧位体表投影深度,穿刺到位后再次透视确认穿刺针位置

一种替代治疗方式。

(一) 常规椎板间入路硬膜外阻滞技术要点

(1) 患者俯卧位,垫腰桥,尽量打开椎板间隙,透视定位确定目标节段。

(2) 常规消毒铺巾,靶点位于下位椎体的椎板上缘,初次进针点通常在后正中线旁,避免在后正中线位置进针,触及下位椎体的椎板上缘时调整针头方向为黄韧带方向,穿刺针进入时有落空感;避免直接穿刺黄韧带,这样容易穿刺过深。

（3）侧位透视确认穿刺针深度，针尖在硬膜后方空间，沿着下关节突进针；在穿刺针进入黄韧带之前，透视确定针尖的位置，也可以注入造影剂确认硬膜外间隙。

（4）穿刺位置良好后，抽吸测试，若无血液和脑脊液，可注入造影剂观察其是否沿硬膜外间隙分布，再行药物注入。

（二）改良椎板间入路硬膜外阻滞技术要点(图 5-2)

（1）穿刺针由尾端相邻椎体棘突尖部插入，向椎弓根内侧壁穿刺。

（2）穿刺针穿破黄韧带，进入椎间孔，并与椎板平行。

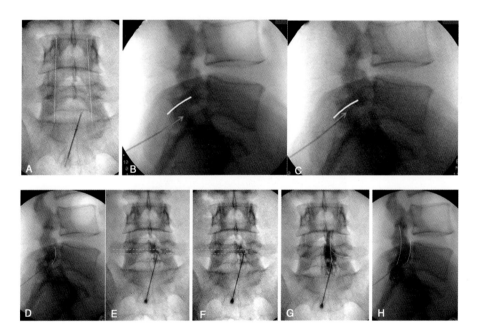

图 5-2　改良椎板间入路硬膜外阻滞技术要点

A. 穿刺针由尾端相邻椎体棘突尖穿刺进入，向椎弓根内侧壁穿刺；B. 侧位影像；C. 穿刺针进入 L5-S1 椎间孔，尽可能与椎板平行穿刺；D. 穿刺针进入硬膜囊背侧黄韧带下方后，注入 0.5 mL 造影剂；E. 通过标准正位透视确认穿刺针尖在硬膜囊后外侧；F. 缓慢推进穿刺针至椎体后壁或椎间；G、H. 注射 1 mL 造影剂后行正侧位透视观察

[引自：Kang M S, Hwang J H, Ahn J S. An evaluation of contrast dispersal pattern on preganglionic epidural injection through trans-lateral recess approach in patients with lumbosacral radiculopathy[J]. Eur Spine J，2019，28(11)：2535-2542.]

（3）注入 0.5 mL 造影剂观察其沿硬膜外后间隙分布情况。

（4）通过正侧位透视确认针尖在硬膜囊后外侧后，继续缓慢穿刺至椎体后壁或椎间。

（5）注射 1 mL 造影剂观察其沿硬膜外前间隙及神经根周围分布情况，再行药物注入。

三、经骶尾部入路硬膜外阻滞技术

经骶尾部入路腰椎硬膜外阻滞技术在麻醉疼痛科较为常用，脊柱外科应用较少，临床上可以采用经椎间孔入路硬膜外阻滞来替代，故本节不再详细阐述。

四、选择性神经根阻滞技术

近年来随着精准诊断和精准治疗越发深入人心，选择性神经根阻滞（selective nerve root blocks，SNRB）技术也越来越受到大家的关注。SNRB 是指药物沿脊神经注射扩散，而不是注射到硬膜外间隙。SNRB 具有诊断和治疗的作用，临床上更多用于疾病的诊断，明确疼痛的来源，特别是临床表现、影像学检查及神经电生理检查等无法确诊的情况。

（一）SNRB 的适应证

①多节段腰椎病变或不典型腰腿痛，用于下肢症状责任神经根的判定；②合并脊柱侧凸畸形，影像学检查无法明确下肢症状的来源节段；③患者症状与影像学不符，存在诊断疑问；④存在 MRI 检查禁忌证，临床及其他影像学检查无法判定症状来源；⑤腰椎内固定术后症状缓解欠佳，用于明确诊断或治疗；⑥下肢根性疼痛的治疗等。

（二）技术要点

（1）患者俯卧位，垫腰桥，透视定位确定目标节段，调整 C 臂机透视角度使终板呈一条直线。

（2）确定穿刺靶点，靶点位于由椎弓根下缘、出口神经根外上缘及椎体外侧缘组成的三角形区域（图 5-3）。

（3）常规消毒铺巾，透视引导下穿刺，穿刺进针点位于靶点下外侧位置。

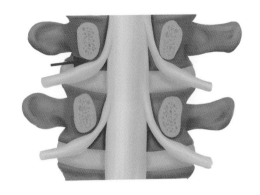

图 5-3　SNRB 穿刺靶点区域示意图

穿刺靶点位于由椎弓根下缘、出口神经根外上缘及椎体外侧缘组成的三角形区域(箭头)

当穿刺针触及椎体时，行正侧位透视，正位片针尖在椎弓根外下方(椎弓根下 0.5 cm，一般不超过椎弓根中线)，侧位片针尖位于椎体后方、椎弓根下方。

(4) 持续透视下注射造影剂，可见脊神经和椎弓根内侧硬膜外间隙轮廓；造影显示位置正确后注射局麻药，一般不超过 0.5 mL。

(三) SNRB 操作准确性的影响因素

SNRB 操作准确性受多种因素影响，包括神经根变异畸形、穿刺针的位置及药物注射剂量等。

神经根变异畸形发生率并不低，常见变异畸形有共根型、近根型、同孔型、交通型、双根型及混合型等，详见本书第四章。术前仔细查体阅片，对于怀疑存在神经根变异畸形的患者可行磁共振神经成像，有助于提高诊断准确率。

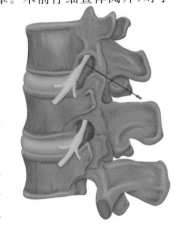

穿刺进针点的位置是影响 SNRB 准确率的重要因素。穿刺进针点较为理想的位置是在由椎弓根下缘、出口神经根外上缘及椎体外侧缘组成的三角形区域内。以椎弓根投影为表盘，左侧穿刺时针尖在正位片上位于 6～7 点钟位置，右侧穿刺时针尖位于 5～6 点钟的位置，一般不超过椎弓根投影中线；在侧位片上穿刺针接近椎体后缘(图 5-4)。SNRB 要求药物的注

图 5-4　SNRB 时穿刺针示意图

射量尽量少,0.2 mL 左右即可,一般不超过 0.5 mL。

(四) 经验分享

在行 SNRB 时,比较理想的操作是用穿刺针轻轻刺激阻滞神经根,复制神经根性疼痛,行神经根造影,透视确认后注射局麻药。药物注射后症状缓解,并且症状缓解的时间与麻药作用时间一致。

对于骨科脊柱外科医生而言,经椎间孔硬膜外阻滞和选择性神经根阻滞在腰椎退行性疾病诊断方面的价值相差无几,临床上以诊断为目的时,注射药物剂量要尽量少,防止药物弥散范围过大。经椎间孔硬膜外阻滞即使同时阻滞了出口神经根及走行神经根亦无不可,因为后期无论是行常规开放手术还是行 MISTLIF 手术,甚至内镜手术,术中都可以同时探查出口神经根及走行神经根的致压情况。因此,对于一些穿刺较为困难的患者,不强求行SNRB,经椎间孔硬膜外阻滞也能起到诊断作用。

五、硬膜外阻滞药物及剂量的选择

硬膜外阻滞药物及剂量的选择目前无统一标准。以诊断为目的,通常只注射局麻药,如利多卡因、罗哌卡因等,患者症状缓解时间和药物作用时间一致;以治疗为目的,通常注射局麻药和类固醇激素的混合物。类固醇激素分为微粒状及非微粒状,目前孰优孰劣尚有一定争议。有一项研究纳入了 494例接受硬膜外阻滞的患者,其中 321 例患者接受微粒状类固醇(曲安奈德)注射,173 例患者接受非微粒状类固醇(地塞米松)注射,发现接受曲安奈德注射的患者疼痛缓解较好,患者满意度较高,无严重并发症发生。Kennedy 等比较了接受微粒状类固醇(曲安奈德)注射和非微粒状类固醇(地塞米松)治疗腰椎间盘突出的疗效,通过评定两组患者的疼痛及功能评分,发现地塞米松组需要增加注射次数才能达到与曲安奈德组相当的疗效。也有 Meta 分析指出,微粒和非微粒状类固醇激素在缓解疼痛和改善功能上无显著差异。

硬膜外注射微粒状或非微粒状类固醇激素均能缓解疼痛和改善功能,尚无研究可以有力证明二者之间的优劣性;但微粒状激素可能会通过血管进入循环,有造成脊髓梗死的风险。激素的使用剂量也有一定的争议,剂量过小可能疗效较差,而剂量过大容易出现相关并发症及副作用。Owlia 等分别通过椎板间入路硬膜外注射 40 mg 或 80 mg 甲强龙，2 组患者在术后 2 周、3 个月时疼痛缓解无显著差异。Kang 等将 160 名腰骶神经痛的患者分为 4 组，分别用 5 mg、10 mg、20 mg、40 mg 的曲安奈德进行 2 次硬膜外注射，注射间隔 1 周，评价患者满意度、疼痛缓解程度等，结果在第 1 次注射后，曲安奈德 5 mg 组的患者疼痛缓解较其余剂量组差，而第 2 次注射后各组疼痛缓解无显著差异；他们得出 10 mg 可能是曲安奈德硬膜外注射最小的合适剂量的结论。也有研究对于椎间孔入路、椎板间入路及骶尾部入路这 3 种入路进行硬膜外阻滞的临床疗效进行分析，得出 3 种入路在短期内均可缓解疼痛及改善功能，且 3 种入路之间无明显差异。

硬膜外注射的并发症主要包括：药物进入血管，出现脊髓梗死风险；硬膜囊损伤；椎间盘损伤、椎间盘炎；神经损伤及硬膜外感染、血肿等。总体来讲，硬膜外注射并发症发生率并不高。Lee 等回顾性分析了 2004 年 3 月到 2016 年 2 月间 22 059 例接受硬膜外注射的患者，其中 1 570 例患者术后 1 月内再次入院或急诊就诊；相关并发症需要返院治疗为 235 例（0.46%），手术相关并发症 14 例（0.026%），药物相关并发症 56 例（0.11%），165 例不确定原因。其中严重并发症 6 例（0.011%）（2 例出血，4 例感染及脓毒血症），1 例出现死亡，1 例神经功能障碍。因此，作者得出硬膜外注射出现严重的手术和药物相关并发症发生率不高，但感染和出血可导致严重后果，对高危患者要重视的结论。也有研究回顾性分析了 88 540 例接受硬膜外注射后行单、双节段腰椎融合手术的患者，硬膜外注射 3 个月内行腰椎融合手术，其感染率为 1.6%（1 411/88 540），较对照组升高，而硬膜外注射 3 个月后行腰椎融合手术其感染风险与对照组无明显差异；因此，他们得出硬膜外注射 3 个月内行腰椎融合手术，可能会增加感染风险，而 3 个月后则无明显差异的结论。

病例分享（5-1）

病史：

金××，男性，62 岁，因"腰痛伴左下肢放射痛 9 个月"入院。左臀部、左下肢小腿后外侧疼痛、麻木伴间歇性跛行，行走距离约 200 米。

专科检查：

步行入病房，跛行步态。腰椎棘突旁压痛、叩击痛阳性，左臀部疼痛，左小腿后外侧皮肤感觉减退，左侧直腿抬高试验 45°阳性，右侧正常；双下肢髂腰肌、股四头肌、蹈背伸肌等肌力Ⅳ～Ⅴ级，双下肢膝反射及跟腱反射减弱，病理征未引出。

既往史：

既往冠心病病史，半年前造影显示冠脉狭窄最严重处为 70%，未放支架，予降血脂、抗血小板等药物保守治疗；4 个月前有胃溃疡出血病史，接受保守治疗；既往糖尿病病史，胰岛素每天注射 40 u，血糖控制差，入院空腹血糖 11 mmol/L，糖化血红蛋白 9.6%；有高血压病史，控制尚可。

影像学检查：

术前腰椎 X 线(图 5-5)提示 L4-L5 不稳定及腰椎退行性变。腰椎 CT(图 5-6)及 MRI(图 5-7)提示 L4-L5 及 L5-S1 椎间盘突出合并椎管狭窄；腰椎退行性变。

诊断：

腰椎间盘突出症；腰椎管狭窄症；腰椎不稳定；冠心病；糖尿病；高血压病；胃溃疡出血等。

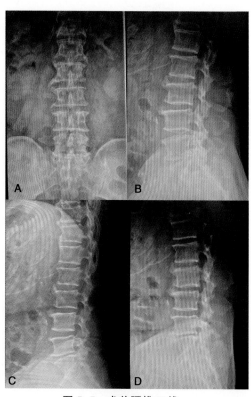

图 5-5　术前腰椎 X 线

腰椎正侧位片(A、B)及动力位片(C、D)提示 L4-L5 不稳定及腰椎退行性改变

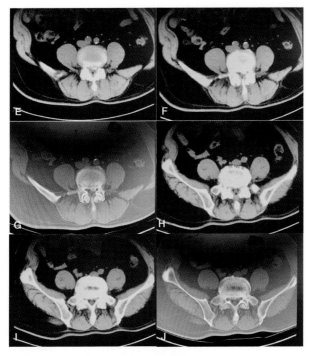

图 5-6　术前腰椎 CT

E～G. 腰椎 CT 提示 L4-L5 椎间盘偏左侧突出合并钙化；
H～J. 腰椎 CT 提示 L5-S1 椎间盘突出伴双侧侧方狭窄

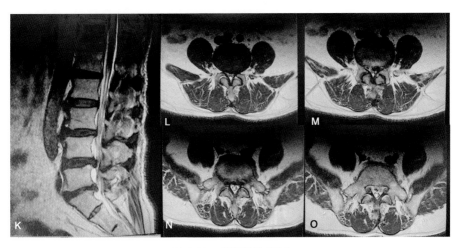

图 5-7　术前腰椎 MRI

K. 腰椎 MRI 提示 L4-L5 及 L5-S1 椎间盘突出合并椎管狭窄；L、M. 腰椎 MRI 提示 L4-L5 椎间盘偏
左侧突出合并侧方狭窄；N、O. 腰椎 MRI 提示 L5-S1 椎间盘突出伴双侧侧方狭窄

病例分析：

患者中老年男性，因"腰痛伴左下肢疼痛"入院。疼痛位于左臀部、左下肢小腿后外侧，伴麻木及间歇性跛行，跛行距离约 200 米。入院后完善相关检查，考虑症状由 L4-L5 及 L5-S1 椎间盘突出合并狭窄引起，因疾病严重影响生活质量，拟行手术治疗。患者一般情况欠佳，内科基础疾病较多且控制差（具体见既往史），向患者及家属沟通后，考虑 MISTLIF 手术较传统开放手术具有创伤小、出血少等优势，拟行双节段 MISTLIF 手术。双节段 MISTLIF 手术切口的选择可以是单侧长切口或双侧交叉切口（双节段 MISTLIF 手术切口的选择策略具体见本书第七章），考虑患者只有左侧症状，右侧无明显症状，故术中拟采用左侧长切口的手术方式。

患者手术顺利，行左侧 L4-L5 及 L5-S1 双节段 MISTLIF 手术，手术时间约 3 h，术中出血 200 mL 左右。患者术后第 1 d，自觉左下肢较术前明显轻松，几乎无疼痛，但出现右侧臀部及右下肢小腿后侧酸痛，VAS 评分 4~5 分，予止痛、脱水等对症处理，疼痛缓解；术后第 3 d 开始，自觉右下肢疼痛加重，最痛时 VAS 评分 7~8 分，翻身困难，右下肢伸直困难，予甘露醇及地塞米松等对症处理，疼痛稍好转，维持约 3 h；术后第 5~6 天以后，疼痛更重，夜不能寐，氟比洛芬酯注射液（凯纷）、注射用帕瑞昔布钠（特耐）等药物只能维持 2 h 左右，自诉最痛时 VAS 评分 10 分，予行止痛治疗后复查腰椎正侧位片、腰椎 CT 及腰椎 MRI。

术后复查腰椎正侧位片（图 5-8）提示 L4-L5 及 L5-S1 内固定术后，内固定位置可（侧位片未拍正）。术后复查腰椎 CT（图 5-9）及腰椎 MRI（图 5-10）提示腰椎内固定术后，内固定位置可；L5-S1 右侧侧方狭窄可能。

患者术后出现右下肢疼痛，结合症状、专科检查及影像学检查考虑可能由 L5-S1 右侧侧方狭窄引起，但尚不能确诊。故拟行右侧 L5-S1 经椎间孔硬膜外阻滞（图 5-11），希望能起到诊断和治疗的作用。穿刺针穿刺到位后注射罗哌卡因和倍他米松（得宝松）的混合液约 0.5 mL，患者即刻感觉右下肢疼痛明显缓解，VAS 评分 1~2 分；术后第 2 天，疼痛再次出现，性质同前，故再次行 L5-S1 右侧开窗减压手术，术中见神经根水肿，背根神经节肿大卡压，患者术后症状缓解；术后 1 年随访，患者腰痛及腿痛 VAS 评分 0~1 分。

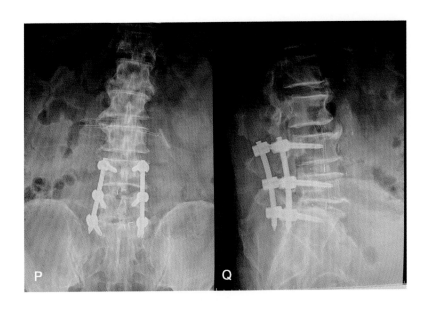

图 5-8 术后复查腰椎正侧位片

P、Q. 术后复查腰椎 X 线提示 L4-L5 及 L5-S1 内固定术后,内固定位置可

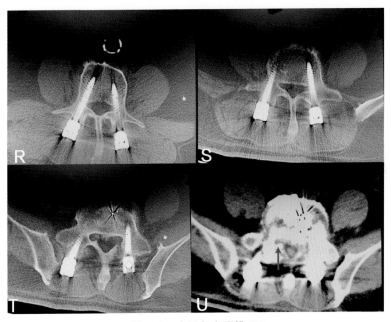

图 5-9 术后复查腰椎 CT

R~T. 术后复查腰椎 CT 提示内固定位置可;U. L5-S1 右侧侧方狭窄可能(箭头处)

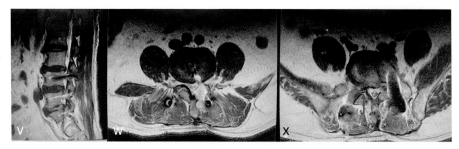

图 5-10　术后复查腰椎 MRI

V～X. 术后复查腰椎 MRI 提示 L5-S1 右侧侧方狭窄可能(箭头处)

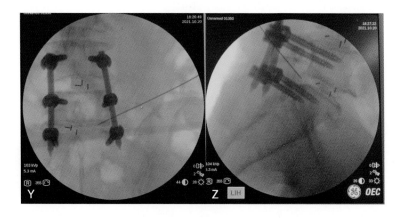

图 5-11　右侧 L5-S1 经椎间孔硬膜外阻滞

Y、Z. 右侧 L5-S1 经椎间孔硬膜外阻滞术中正侧位透视片

病例分享(5-2)

病史:

顾××,男性,72 岁,因"左下肢疼痛麻木数月,加重 1 月"入院。患者左臀部、左下肢小腿后侧、左足第 1、2 趾间疼痛、麻木,几乎不能行走。

专科检查:

跛行入病房。左臀部疼痛明显,左小腿后外侧皮肤感觉减退,左侧直腿抬高试验 30°阳性,右侧正常;双下肢髂腰肌、股四头肌、踇背伸肌等肌力Ⅳ～Ⅴ级;双下肢膝反射及跟腱反射减弱,病理征未引出。

既往史：

20 年前有肾移植手术病史，长期服用免疫抑制剂；有高血压病病史，控制尚可；心超射血分数 58%。

影像学检查：

术前腰椎正侧位片（图 5-12）提示 L2-L3、L3-L4 及 L4-L5 腰椎不稳定及腰椎退行性变。腰椎 CT（图 5-13）及 MRI（图 5-14）提示 L3-L4、L4-L5 及 L5-S1 椎间盘突出、椎管狭窄合并腰椎不稳定；腰椎退行性变。

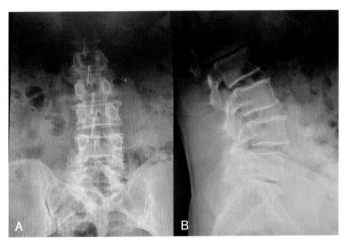

图 5-12　术前腰椎正侧位片

A、B. 腰椎正侧位片提示 L2-L3、L3-L4 及 L4-L5 不稳定及腰椎退行性变

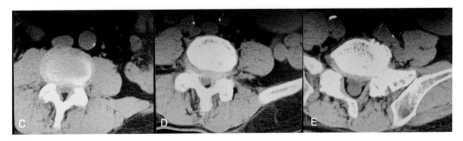

图 5-13　术前腰椎 CT

C~E. 腰椎 CT 提示 L3-L4、L4-L5 及 L5-S1 椎间盘突出合并椎管狭窄；腰椎退行性变

诊断：

腰椎间盘突出症；腰椎管狭窄症；腰椎不稳定；肾移植术后状态；高血压病等。

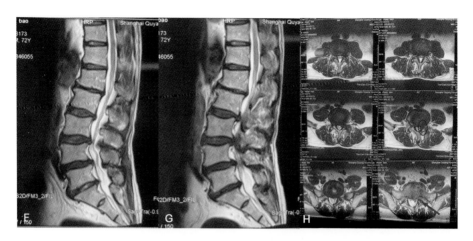

图 5-14　术前腰椎 MRI

F、G. 腰椎 MRI 提示 L3-L4、L4-L5 及 L5-S1 椎间盘突出、椎管狭窄合并腰椎不稳定；
H. L4-L5 偏左侧椎间盘突出（圆圈处），L5-S1 偏左侧椎间盘突出可能（箭头处）

病例分析:

　　患者老年男性，因"左下肢疼痛麻木数月，加重 1 月"入院，症状较重，几乎不能行走。患者入院前已辗转多家医院，均被建议行开放手术治疗。入院后完善相关检查，向患者及家属交代病情，考虑到患者一般情况欠佳，目前肾移植术后，长期服用免疫抑制剂，行开放手术术后感染、药物代谢对肾功能影响等风险较大，故拟行内镜手术治疗。患者目前左下肢症状，L4-L5 来源可能性较大，但 L5-S1 也不能排除，故先行左侧 L4-L5 经椎间孔硬膜外阻滞（图 5-15）。穿刺到位后左侧 L4-L5 椎间孔注射罗哌卡因 0.3 mL，注射后疼痛基本缓解，VAS 1~2 分；术后 6 h 左右，疼痛再次出现，后行 L4-L5 内镜手术治疗后症状缓解。

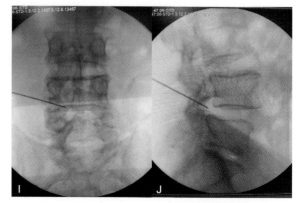

图 5-15　左侧 L4-L5 经椎间孔硬膜外阻滞

I、J. 左侧 L4-L5 经椎间孔硬膜外阻滞术中正侧位透视片

病例分享(5-3)

病史：

徐××，女性，71 岁，因"左下肢疼痛麻木数月，加重 1 月"入院。患者左臀部、左下肢疼痛，行走后疼痛加重，疼痛影响睡眠，疼痛 VAS 评分 7 分左右。

专科检查：

跛行入病房。左臀部疼痛明显，双下肢感觉对称，双侧直腿抬高试验阴性，双下肢髂腰肌、股四头肌、蹬背伸肌等肌力 IV～V 级，双侧膝反射及跟腱反射正常，病理征未引出。

既往史：

有高血压病病史，控制可。

影像学检查：

术前腰椎正侧位(图 5-16)提示 L2-L3、L3-L4、L4-L5 椎间隙狭窄、终板硬化；腰椎退行性变。腰椎 CT(图 5-17)提示腰椎退行性变，未见特别明确的神经压迫。腰椎 MRI(图 5-18)提示 L4-L5 左侧椎间孔狭窄、极外侧椎间盘突出可能。

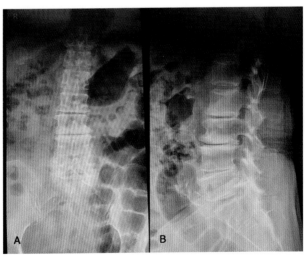

图 5-16　术前腰椎正侧位片

A、B. 腰椎正侧位片提示 L2-L3、L3-L4、L4-L5 椎间隙狭窄、终板硬化

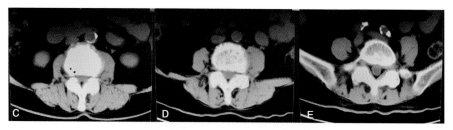

图 5-17　术前腰椎 CT

C～E. 腰椎 CT 提示腰椎退行性变,未见特别明确的神经压迫

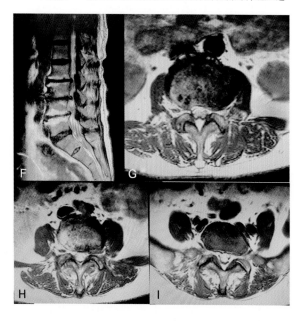

图 5-18　术前腰椎 MRI

F～I. 腰椎 MRI 提示 L4-L5 左侧椎间孔狭窄、极外侧椎间盘突出可能

诊断:

腰椎间盘突出症;腰椎管狭窄症;高血压病等。

病例分析:

患者老年女性,因"左下肢疼痛麻木数月,加重 1 月"入院,症状较重。入院后完善相关检查,影像学检查提示腰椎多节段退变伴椎间隙狭窄、终板硬化,L4-L5 左侧椎间孔狭窄、极外侧椎间盘突出可能,但不能明确。故先行左侧 L4 神经根阻滞术(图 5-19)。穿刺过程中用穿刺针轻轻刺激左侧 L4 神经根,复制疼痛后局部注射利多卡因 0.3 mL 左右,注射后疼痛基本缓解,VAS 评分 1～2 分;术后 3 小时左右,疼痛再次出现,行内镜手术治疗后症状缓解。

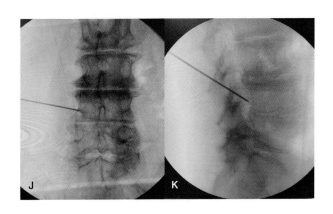

图 5-19　左侧 L4 神经根 SNRB 术

J、K. 左侧 L4 神经根 SNRB 术中正侧位透视片

第二节　椎间盘造影技术

椎间盘造影在 20 世纪 40 年代首先应用,是诊断椎间盘源性腰痛 (discogenic low back pain,DLBP)最有价值的方法。椎间盘造影阳性被认为是诊断 DLBP 的金标准,但造影本身也可引起患者疼痛不适,因此强调在造影过程中诱发与平时相似或一致的疼痛。目前对椎间盘造影诊断 DLBP 仍然存在较多质疑,认为椎间盘造影存在较多的假阳性,其敏感性和特异性不高;但临床上并没有更好的替代方法,因此仍然认为其有一定的诊断价值。

一、椎间盘造影阳性标准

正常椎间盘内液体的容量为 0.5～1.0 mL,超过 1.5 mL 被认为是异常。椎间盘造影阳性的标准:①造影显示椎间盘结构上有退变;②疼痛诱发试验阳性(阴性:无疼痛或存在不明确的疼痛,即注射时引起疼痛,但与临床症状不同;阳性:为一致性疼痛,即疼痛近似于平时的腰痛或准确复制平时的腰痛或牵涉痛,包括疼痛性质、程度、部位等);③至少有一节阴性对照间盘。

诱发痛的判断受到多种因素影响,包括术者的操作水平,患者的精神状态,患者对疼痛的认知,以及术前、术中操作者和患者的有效沟通等。椎间盘造影强调规范化操作,穿刺针尽量在椎间盘中心。注射造影剂时,控制注射压力和速率也同样重要。注射压力过大,椎间盘造影假阳性的发生率较高;注射速率过快可引发过度牵张,甚至出现外层纤维环撕裂,从而诱发假性剧痛。Derby 等研究认为,判断椎间盘造影阳性的标准除有明确的疼痛诱发之外,还需满足平稳且较低的注射速率(每秒 0.05 mL)、初始注射压力低于 344.5 kPa,且总注射量不超过 3.5 mL 等。患者平稳的精神状态是椎间盘造影的前提条件,异常的心理状态、慢性疼痛和劳动赔偿诉求等均可能增加结果的假阳性率。另外,患者对疼痛的主观感受及认知,以及术前、术中操作者和患者的沟通等也会影响造影的结果。

二、椎间盘造影结果评价与潜在风险

目前对椎间盘造影结果的评价主要采用改良 Dallas 分型及 Adams 分型。改良 Dallas 分型(图 5-20)包括:0 级,造影剂完全在正常髓核内,纤维环没有破裂;1 级,造影剂沿着裂隙流入内 1/3 纤维环;2 级,造影剂流入中 1/3 纤维环;3 级,造影剂流入外 1/3 纤维环,造影剂充盈纤维环范围在 30°以内;4 级,造影剂流入外 1/3 纤维环,造影剂充盈纤维环范围大于 30°;5 级,纤维环全层撕裂,造影剂漏出纤维环。其中 0~2 级为正常;3 级以上提示纤维环破裂。Adams 分型(图 5-21)包括:Ⅰ型,棉花球型,无椎间盘退变征象,髓核为软的无定型状;Ⅱ型,分叶型,椎间盘成熟后髓核呈纤维团状;Ⅲ型,不规则型,椎间盘退变,髓核和内层纤维出现裂隙;Ⅳ型,撕裂型,椎间盘退变,裂隙延伸至纤维环外层;Ⅴ型,破裂型,纤维环完全破裂,造影剂漏出椎间盘。

椎间盘造影术的潜在风险包括:造影剂过敏、出血、硬膜外脓肿、脑膜炎、椎间盘炎、神经根损伤、椎间盘突出、造影剂或麻醉剂进入血管以及脑脊液漏等。由于无血管的椎间盘组织抗感染能力很差,要特别重视椎间盘炎的预防。

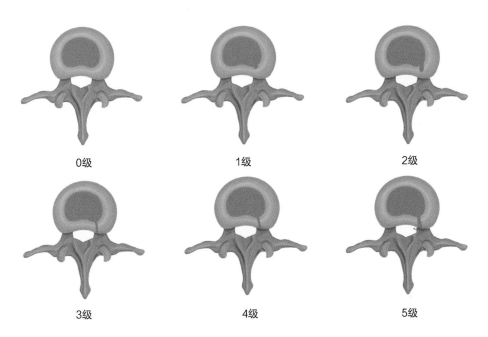

0级　　　　　　　　1级　　　　　　　　2级

3级　　　　　　　　4级　　　　　　　　5级

图 5-20　椎间盘造影改良 Dallas 分型

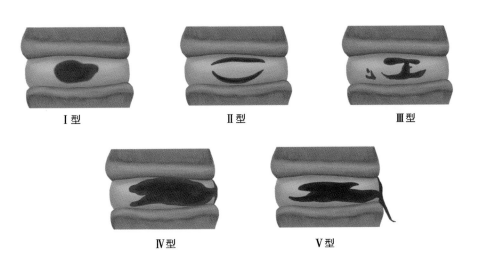

Ⅰ型　　　　　　　　Ⅱ型　　　　　　　　Ⅲ型

Ⅳ型　　　　　　　　Ⅴ型

图 5-21　椎间盘造影 Adams 分型

三、椎间盘阻滞术

椎间盘阻滞术也可用于 DLBP 的诊断,即穿刺到位后,术者直接将小剂量麻药注射至椎间盘造影术阳性或高度怀疑的椎间隙中,阻滞 30 min 后 VAS 评分改善 60% 以上即为阳性。Ohtori 等将椎间盘阻滞术与传统椎间盘造影术进行比较,发现术前使用椎间盘阻滞术确定病变节段的病例在腰椎融合术后获得了更好的疼痛缓解和功能改善,其评价能力优于传统椎间盘造影术。Oikawa 等应用椎间盘阻滞技术诊断椎间盘源性腹股沟疼痛,对阳性患者实施腰椎融合术,随访发现术后 1 年所有患者疼痛明显缓解。Putzier 等则发现,椎间盘阻滞阳性与影像学上 Modic 改变显著相关,并认为椎间盘阻滞术在鉴别非压力依赖的化学刺激性疼痛方面较传统椎间盘造影术有明显优势。需指出的是,尽管上述研究证实了椎间盘阻滞术的诊断定位能力,但局麻药物可能出现弥散和渗漏,甚至引发硬膜外阻滞可能,导致阻滞范围变化,从而影响结果判断。因此,不能盲目地认为椎间盘阻滞技术能替代椎间盘造影技术,仍需紧密结合患者临床情况综合评价。

尽管腰椎间盘造影术一直存在争议,但其与 CT、MRI 等检查一样,是一种重要且有价值的诊疗辅助工具,值得脊柱外科医师认真学习和应用。规范化操作和标准化评价结合椎间盘阻滞等改良技术,能降低椎间盘造影的假阳性率,提高检查的可靠性。另外,椎间盘造影术导致椎间盘退变加速的风险也应该受到重视。脊柱外科医师应该综合临床资料,充分评估风险与获益,权衡利弊后协助患者做出合适的选择。

病例分享(5-4)

病史:

张××,男性,54 岁,私营企业主,因"反复腰部疼痛 5 年余,加重半年"入院。5 年前起无明显诱因下出现腰部疼痛,予理疗、中医中药等对症治疗,效果欠佳;半年来症状逐渐加重,以行走及活动后疼痛明显,卧床休息腰痛症状可稍减轻,但不能完全缓解,无双下肢疼痛、麻木。

专科检查：

腰椎棘突旁深压痛及叩击痛，双下肢感觉及肌力对称，肌张力正常；双侧直腿抬高试验阴性；双侧膝腱、跟腱反射正常，病理征未引出。

影像学检查：

术前腰椎正侧位及动力位片（图 5-22）提示 L4-L5 不稳；腰椎退行性变。腰椎 MRI（图 5-23）及（图 5-24）提示 L3-L4、L4-L5、L5-S1 椎间盘退变；L5-S1 椎间盘后缘高信号。

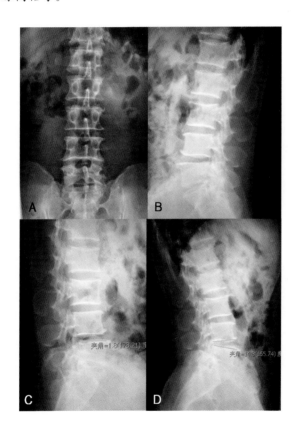

图 5-22 术前腰椎 X 线

A～D. 腰椎正侧位及动力位片提示 L4-L5 不稳及腰椎退行性变

诊断：

椎间盘源性腰痛可能（L5-S1）。

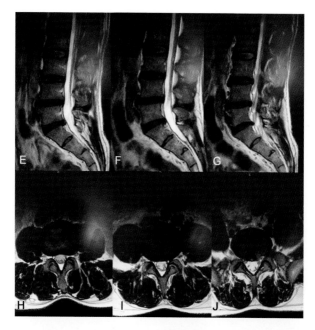

图 5-23　腰椎 MRI

E～G. 腰椎 MRI 提示 L3-L4、L4-L5、L5-S1 椎间盘退变；H. L3-L4 椎间盘退变；
I. L4-L5 椎间盘退变膨出；J. L5-S1 椎间盘退变膨出合并椎间盘后缘高信号

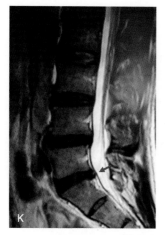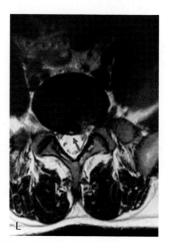

图 5-24　腰椎 MRI

K、L. 腰椎 MRI 提示 L5-S1 椎间盘退变膨出合并椎间盘后缘高信号

病例分析：

患者中年男性，因"反复腰部疼痛 5 年余，加重半年"入院。入院后完善相关检查，考虑椎间盘源性腰痛可能，拟行 L5-S1 椎间盘造影术。术前在体表定位器辅助下行腰椎正侧位透视，根据透视结果，标记出目标节段及穿刺点的体表位置（图 5-25）。L5-S1 椎间盘造影：疼痛诱发试验（＋）；影像学评价：Adams 分型 V 型（破裂型），纤维环完全破裂，造影剂漏出椎间盘（图 5-26）。

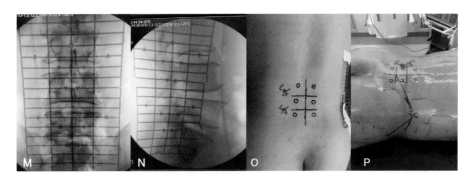

图 5-25　术前定位并体表标记

M、N. 体表定位器辅助下行腰椎正侧位透视；O、P. 根据腰椎正侧位透视片，标记出目标节段及穿刺点的体表位置

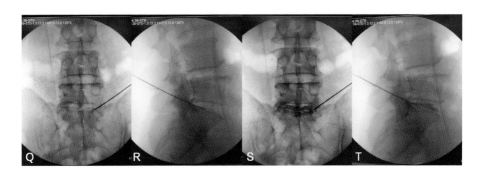

图 5-26　术中穿刺及椎间盘造影

Q、R. L5-S1 椎间盘造影穿刺针位置；S、T. L5-S1 椎间盘造影疼痛诱发试验（＋）；Adams 分型 V 型（破裂型），纤维环完全破裂，造影剂漏出椎间盘

病例分享(5-5)

病史：

陈×,男性,37岁,白领,因"反复腰部疼痛3年余,加重1月"入院。3年前起无明显诱因下出现久坐后下腰部疼痛,近1个月症状加重,卧床休息腰痛症状可稍减轻,但不能完全缓解,无双下肢疼痛及麻木。

专科检查：

腰椎生理曲度存在,腰椎棘突旁轻度压痛及叩击痛,双下肢感觉及肌力对称,肌张力正常;双侧直腿抬高试验阴性;双侧膝、腱反射正常,病理征未引出。

影像学检查：

术前腰椎正侧位及动力位片(图5-27)提示腰椎轻度退行性变。腰椎CT

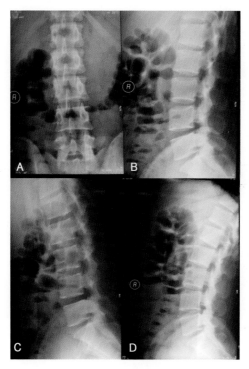

图 5-27　术前腰椎 X 线

A～D. 腰椎正侧位片及动力位片提示腰椎轻度退行性变

（图 5-28）提示 L5-S1 椎间盘退变膨出。腰椎 MRI（图 5-29）提示 L5-S1 椎间盘退变膨出；L5-S1 椎间盘后缘高信号区（high intensity zone，HIZ）。

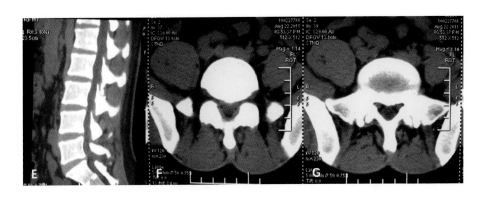

图 5-28　术前腰椎 CT

E～G. 腰椎 CT 提示 L5-S1 椎间盘退变膨出

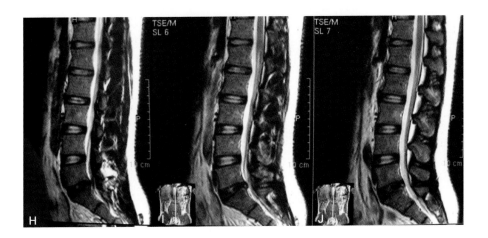

图 5-29　术前腰椎 MRI

H～J. 腰椎 MRI 提示 L5-S1 椎间盘退变膨出及椎间盘后缘高信号

诊断：

椎间盘源性腰痛可能（L5-S1）。

病例分析：

患者中年男性，因"反复腰部疼痛 3 年余，加重 1 月"入院。入院后完善相关检查,考虑椎间盘源性腰痛可能,拟行 L5-S1 椎间盘造影术。L5-S1 椎间盘造影:疼痛诱发试验(+);影像学评价:Adams 分型 Ⅴ 型(破裂型),纤维环完全破裂,造影剂漏出椎间盘(图 5-30)。

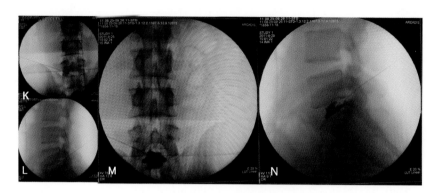

图 5-30 术中穿刺及椎间盘造影

K、L. L5-S1 椎间盘造影穿刺针位置;M、N. L5-S1 椎间盘造影疼痛诱发试验(+);Adams 分型 Ⅴ 型(破裂型),纤维环完全破裂,造影剂漏出椎间盘

参考文献

[1] Kang M S, Hwang J H, Ahn J S. An evaluation of contrast dispersal pattern on preganglionic epidural injection through trans-lateral recess approach in patients with lumbosacral radiculopathy[J]. Eur Spine J, 2019, 28(11): 2535-2542.

[2] Bensler S, Sutter R, Pfirrmann C, et al. Particulate versus non-particulate corticosteroids for transforaminal nerve root blocks: Comparison of outcomes in 494 patients with lumbar radiculopathy[J]. Eur Radiol, 2018, 28(3): 946-952.

[3] Kennedy D J, Plastaras C, Casey E, et al. Comparative effectiveness of lumbar transforaminal epidural steroid injections with particulate versus nonparticulate corticosteroids for lumbar radicular pain due to intervertebral disc herniation: a prospective, randomized, double-blind trial[J]. Pain Med, 2014, 15(4): 548-555.

[4] Mehta P, Syrop I, Singh J R, et al. Systematic Review of the Efficacy of Particulate Versus Nonparticulate Corticosteroids in Epidural Injections[J]. PM&R, 2017, 9 (5): 502-512.

[5] Feeley I H, Healy E F, Noel J, et al. Particulate and non-particulate steroids in spinal

epidurals: a systematic review and meta-analysis[J]. Eur Spine J, 2017, 26(2): 336-344.

[6] Owlia M B, Salimzadeh A, Alishiri G, et al. Comparison of two doses of corticosteroid in epidural steroid injection for lumbar radicular pain[J]. Singapore Med J, 2007, 48(3): 241-245.

[7] Kang S S, Hwang B M, Son H J, et al. The dosages of corticosteroid in transforaminal epidural steroid injections for lumbar radicular pain due to a herniated disc[J]. Pain Physician, 2011, 14(4): 361-370.

[8] Hashemi S M, Aryani M R, Momenzadeh S, et al. Comparison of transforaminal and parasagittal epidural steroid injections in patients with radicular low back pain[J]. Anesth Pain Med, 2015, 5(5): e26652.

[9] Hong J H, Park E K, Park K B, et al. Comparison of clinical efficacy in epidural steroid injections through transforaminal or parasagittal approaches[J]. Korean J Pain, 2017, 30(3): 220-228.

[10] Manchikanti L, Singh V, Pampati V, et al. Comparison of the efficacy of caudal, interlaminar, and transforaminal epidural injections in managing lumbar disc herniation: is one method superior to the other[J]. Korean J Pain, 2015, 28(1): 11-21.

[11] Lee J W, Lee E, Lee G Y, et al. Epidural steroid injection-related events requiring hospitalisation or emergency room visits among 52 935 procedures performed at a single centre[J]. Eur Radiol, 2018, 28(1): 418-427.

[12] Singla A, Yang S, Werner B C, et al. The impact of preoperative epidural injections on postoperative infection in lumbar fusion surgery[J]. J Neurosurg Spine, 2017, 26(5): 645-649.

[13] Derby R, Lee S H, Lee J E, et al. Comparison of pressure-controlled provocation discography using automated versus manual syringe pump manometry in patients with chronic low back pain[J]. Pain Med, 2011, 12(1): 18-26.

[14] Sachs B L, Vanharanta H, Spivey M A, et al. Dallas discogram description. A new classification of CT/discography in low-back disorders[J]. Spine (Phila Pa 1976), 1987, 12(3): 287-294.

[15] Adams M A, Dolan P, Hutton W C. The stages of disc degeneration as revealed by

discograms[J]. J Bone Joint Surg Br, 1986, 68(1): 36-41.

[16] Ohtori S, Kinoshita T, Yamashita M, et al. Results of surgery for discogenic low back pain: a randomized study using discography versus discoblock for diagnosis[J]. Spine (Phila Pa 1976), 2009, 34(13): 1345-1348.

[17] Oikawa Y, Ohtori S, Koshi T, et al. Lumbar disc degeneration induces persistent groin pain[J]. Spine (Phila Pa 1976), 2012, 37(2): 114-118.

[18] Putzier M, Streitparth F, Hartwig T, et al. Can discoblock replace discography for identifying painful degenerated discs[J]. Eur J Radiol, 2013, 82(9): 1463-1470.

第六章
MISTLIF 手术治疗腰椎退变性疾病

腰椎退变性疾病在脊柱外科临床工作中占据很大的比重，无论是腰椎间盘突出症、腰椎管狭窄症还是腰椎滑脱症，绝大部分病例都可以通过MISTLIF 手术取得良好疗效。本篇着重介绍 MISTLIF 手术在腰椎单节段病变中的应用。

第一节　腰椎间盘突出症

1932 年，Barr 和 Mixter 首先提出腰椎间盘突出症是引起腰腿痛的重要原因。1946 年，国内由方先之教授首先开展腰椎间盘突出症的手术治疗，并对其病因、检查、诊断、治疗及随访，做了比较详尽的介绍。

一、腰椎间盘突出症概述

(一) 定义

腰椎间盘突出症是因腰椎间盘变性、破裂后髓核突出（或脱出）压迫或刺激后方及椎管内相邻组织而出现一系列临床症状者。

(二) 病理特点

腰椎间盘从 18 岁左右开始出现退变，随着年龄的增加及退变的加重，逐渐出现纤维环、髓核及软骨终板的病理生理变化。腰椎间盘突出的病理类型包括：腰椎间盘膨出、腰椎间盘突出、腰椎间盘脱出及腰椎间盘突出游离等。根据腰椎间盘突出刺激或压迫的位置不同，可引起相应的症状。

腰椎间盘突出症引起腰腿痛的原因主要有：①机械压迫。久坐、久站、运动等反复的应力刺激下可出现腰椎间盘损伤或退变，进而出现腰椎间盘突出。腰椎间盘后方是硬膜囊或神经根，突出的椎间盘直接机械性压迫硬膜囊或神经根可出现疼痛。②炎性刺激。在临床工作中经常会遇到有的患者椎间盘突出压迫不重，但症状非常重；也有患者突出非常重，但症状很轻。这可以用突出部位神经根炎性刺激的轻重来解释。神经根受压后会引发一系列的反应，释放的炎性因子对神经根造成化学刺激引发疼痛，炎性刺激还可以引起神经根肿胀，又进一步加重了神经的机械性压迫，形成了恶性循环。③神经病理性疼痛。腰椎间盘突出持续的机械性压迫和炎性刺激会导致神经本身的损伤，从而引起疼痛，这种疼痛叫神经病理性疼痛。这种机制引起的疼痛处理起来更为棘手，常可导致慢性疼痛。

（三）临床诊断

腰椎间盘突出症的诊断要根据患者的症状、体格检查和影像学检查等综合评估来得到初步的诊断。要排除其他可能产生类似症状的疾病，比如腰椎管狭窄症、腰椎滑脱症、脊柱结核及脊柱肿瘤等。

1. 症状

腰椎间盘突出症的患者根据突出物刺激或压迫的位置不同，可引起相应的症状。

（1）腰痛和下肢放射性疼痛、麻木：绝大部分患者的腰椎间盘突出发生在 L4-L5 和 L5-S1 节段，故多有腰痛和坐骨神经痛症状。疼痛、麻木的部位可以在腰骶部、臀部、大腿及小腿后外侧至足跟或足背部。部分高位腰椎间盘突出的患者，可出现腹股沟区、大腿前侧的疼痛不适。

（2）马尾神经症状：主要见于中央型腰椎间盘突出（脱出）的患者。表现为会阴部麻木、刺痛，排便、排尿无力或不能控制，男性可出现阳痿，女性出现尿潴留和假性尿失禁，严重的患者可出现双下肢不全瘫等症状。

（3）肌瘫痪：神经根严重受压可出现神经麻痹，肌瘫痪。L5 神经根麻痹，可出现胫前肌、腓骨长短肌、踇长伸肌及趾长伸肌等受累，引起足下垂。

2. 体格检查

腰椎间盘突出症患者的体格检查包括观察患者步态、腰椎曲度及脊柱侧弯等情况。病变间隙棘突旁可有深压痛及叩痛,腰椎活动度减小;如出现神经受损,可有相应支配区感觉异常,受累神经支配的肌肉出现不同程度的萎缩及肌力减退。L4 神经根受累时可出现膝反射减弱或消失,S1 神经根受累时可出现跟腱反射改变等。

腰椎间盘突出症的特殊检查主要包括直腿抬高试验、健肢抬高试验、直腿抬高加强试验、屈颈试验及股神经牵拉试验等。

3. 影像学检查

影像学检查是诊断腰椎间盘突出症的重要辅助手段。为正确诊断腰椎间盘突出症,必须将症状、体格检查和影像学检查相结合,缺一不可。

X 线检查主要了解患者腰椎整体情况,如腰椎有无侧弯,腰椎的曲度、序列、椎间隙高度和骨质增生等情况。腰椎动力位片可以评估脊柱的稳定性。腰椎 CT 检查可较清楚地显示椎间盘突出的部位、大小、形态以及突出物与硬膜囊、神经根的关系,并且 CT 对椎间盘突出是否存在钙化,对椎板及黄韧带肥厚、小关节增生、椎管及侧隐窝的狭窄等也具有诊断价值。腰椎 MRI 是临床上诊断腰椎间盘突出最为常用的检查之一,无放射性伤害,在软组织显像方面具有明显的优势。通过 MRI 检查可以清楚地评估椎间盘突出的类型及其与硬膜囊、神经根等周围组织的关系。另外,对脊柱结核、椎体或椎管内肿瘤性病变也具有鉴别诊断的作用。神经电生理检查可协助确定神经损害的范围及程度,在临床上也有一定的参考价值。

(四) 腰椎间盘突出症的手术治疗

绝大部分腰椎间盘突出症的患者可以通过保守治疗缓解症状,但也有部分患者需要手术治疗。目前,单节段腰椎间盘突出症的患者很少需要行开放手术,基本可以通过微创手术获得满意疗效。

1. 腰椎间盘突出症的手术适应证

腰椎间盘突出症病程半年以上,经过正规保守治疗症状不缓解,严重影响工作或生活的患者;保守治疗后症状缓解但反复发作,严重影响工作或生活的患者;腰腿痛症状较重,出现神经功能进行性损害的患者。此外,马尾综合征患者建议尽早手术。

2. 微创手术

（1）内镜手术

单纯腰椎间盘突出症的患者主张在内镜或通道下行髓核摘除手术，无需行融合手术。目前内镜下髓核摘除手术已经较为成熟，在各大医院广泛开展。多项研究证实，内镜下腰椎间盘突出髓核摘除手术与传统椎间盘切除手术在手术疗效方面无显著差异，但是内镜手术可以在局麻下进行，手术切口仅数毫米，在手术创伤、出血量、术后恢复时间及手术费用等方面存在明显优势。

（2）MISTLIF 手术

对于巨大的髓核脱出、复发性腰椎间盘突出症、腰椎间盘突出合并腰椎不稳定、腰椎间盘突出合并终板炎等患者，经过正规保守治疗无效，可以考虑行 MISTLIF 手术。对于腰椎间盘突出游离的患者，行 MISTLIF 手术时要注意仔细探查，避免髓核残留。

第二节　腰椎管狭窄症

腰椎管狭窄症最早是由 Verbiest 提出的，他在 1949 年报道了 7 例不合并其他畸形的腰椎管狭窄症病例，并提出除了发育性因素外，其他因素也可以导致椎管狭窄，并首先对椎管狭窄引起双下肢神经源性疼痛、小腿感觉障碍与肌力减退、神经源性间歇性跛行进行了描述，使人们对腰椎管狭窄症有了真正意义上的认识。1954 年，Verbiest 对腰椎管狭窄症做了比较系统的介绍。1972 年，Epstein 把腰椎管狭窄症划分为发育性和退变性，详细报道了关节突对神经根的卡压，并对侧隐窝的定义、解剖结构、发病机制做了介绍。至此，腰椎管狭窄症（包括神经根管或侧隐窝狭窄症）从腰椎疾病中分离出来，成为一种独立的疾病。

一、腰椎管狭窄症概述

（一）定义

腰椎管狭窄症是指各种原因引起腰椎骨与软组织发生形态及结构的变化，导致中央椎管、神经根管或椎间孔狭窄，进一步引起一系列临床症状的疾病。腰椎管狭窄可分为先天性（发育性）腰椎管狭窄和继发性（获得性）腰椎管狭窄。临床上以继发性腰椎管狭窄较为常见，是引起腰腿痛、间歇性跛行的常见病因之一。

（二）分类

1. 解剖分类

根据狭窄区域，腰椎管狭窄可分为中央管狭窄、侧隐窝狭窄、椎间孔狭窄和椎间孔外狭窄；部分患者可有多种狭窄形式并存。

（1）中央管狭窄

中央管狭窄涉及两侧小关节区域，常由椎间盘突出钙化、关节突增生内聚等引起。在中央管狭窄的患者中，症状常为神经源性跛行，疼痛不适可累及臀部和大腿后侧，与神经根的皮节分布常不相符。

（2）侧隐窝狭窄

侧隐窝狭窄的位置在硬膜外缘与椎弓根内缘之间的区域，常由上关节突增生引起。侧隐窝狭窄的患者中，由于有特定的神经根受到卡压，症状常与卡压神经根的皮节分布一致。侧隐窝狭窄的患者可在休息和夜间出现疼痛，但神经源性跛行症状轻于中央管狭窄的患者。

（3）椎间孔狭窄

椎间孔狭窄常由椎间盘的侧方突出、峡部裂、椎间隙塌陷致椎间孔高度降低等引起，老年人常见。

（4）椎间孔外狭窄

椎间孔外区域的狭窄也可导致椎管外侧神经根卡压。

2. 病理分类

腰椎管狭窄在病理学上可分为先天性（发育性）腰椎管狭窄和继发性（获得性）腰椎管狭窄。先天性腰椎管狭窄少见，而获得性腰椎管狭窄在中老年人群中十分常见。

（三）腰椎管狭窄的病理解剖特点

腰椎管是脊髓、神经走行的通道，前壁由椎体后壁、椎间盘后缘及后纵韧带构成，侧壁由两侧椎弓根内侧壁、椎间孔构成，后壁由椎板、关节突关节和黄韧带构成。椎管内有硬膜囊、硬膜外脂肪组织、血管及神经根走行，脊髓圆锥一般终止于 L1 椎体下缘，L1 椎体下缘以下为马尾神经。

侧隐窝是椎管向侧方延伸的狭窄间隙，可分为上、下两部分。上部为骨关节组织，下部为骨性结构。侧隐窝上部的构成，前方为椎间盘纤维环及椎体卜后缘，后方为上关节突冠状部、关节囊、黄韧带及下关节突前缘，外侧为椎间孔狭窄的下部，内侧为硬膜囊。下部为骨性结构，前方为椎体后面，后方为椎板峡部，内侧为硬膜囊，外侧为椎弓根，外下为椎间孔内口，为一略呈三角形的扁间隙。侧隐窝空间的大小与椎管形态密切相关，圆形及椭圆形椎管不易发生狭窄，而三叶草形椎管就较容易发生狭窄。

任何可引起椎管容积减小的因素都是引起椎管狭窄的原因，主要包括：前方的椎间盘膨出、突出或钙化，椎体后缘骨质增生；后方的黄韧带肥厚增生、小关节的增生、内聚；椎间隙高度的降低；腰椎滑脱不稳等。

(四) 临床诊断

腰椎管狭窄症的诊断首先要倾听患者的主诉，以了解其症状，这类患者通常主诉非常多；然后要结合体格检查和影像学检查等综合评估，得到初步的诊断。诊断腰椎管狭窄症要排除其他可能产生类似症状的疾病，比如腰椎间盘突出症、腰椎滑脱症、脊柱侧弯及下肢血管病变等。

1. 症状

腰椎管狭窄症的常见症状是腰腿痛及间歇性跛行。根据患者椎管狭窄部位的不同，所表现出的症状也有所不同。中央椎管狭窄的患者常表现为间歇性跛行，而侧隐窝狭窄、椎间孔狭窄的患者主要表现为下肢根性症状。部分腰椎管狭窄症的患者在弯腰、坐位时症状有所减轻，在站立、行走后症状加重，这主要和椎管容积有关。

2. 体格检查

腰椎管狭窄症患者的体格检查要评估患者的步态、平衡感、下肢感觉、运动及肌力等情况。腰椎管狭窄症的患者直腿抬高试验及股神经牵拉试验通常是阴性的。这类患者通常症状较重，而阳性体征较少。

3. 影像学检查

影像学检查主要验证根据患者主诉、病史及体格检查所做出的初步诊断。要指出的是，腰椎管狭窄症患者影像学上的狭窄程度与患者临床症状的严重程度无明确相关性。

X 线检查主要了解患者脊柱整体的情况，如腰椎的曲度、序列、椎间隙高度和骨质增生等情况。动力位片可以协助评估脊柱的稳定性。腰椎 CT 及 MRI 检查可以用于评估腰椎退变及神经受压的程度，用于术前评估椎管形态及椎弓根的发育情况等。另外，一些特殊的影像学征象也可以直接或间接反映椎管狭窄的情况，如马尾神经冗余、马尾神经沉降征、前方脑脊液空间闭塞及硬膜外脂肪增多等。

（五）腰椎管狭窄症的手术治疗

对于诊断明确，症状严重影响工作、生活的腰椎管狭窄症患者可以考虑手术治疗。手术的原理是去除致病因素，恢复椎管容积。对于单纯腰椎管狭窄症患者，可以考虑内镜或通道下行腰椎管扩大减压手术；对于合并腰椎滑脱不稳的患者，可以考虑行融合手术。

1. 单侧入路双侧减压技术

单侧入路双侧减压技术是治疗腰椎管狭窄症非常实用的一项手术技术，可用于单纯腰椎管狭窄症患者的减压手术，也可以用于 MISTLIF 手术中椎管的减压。

传统的全椎板切除减压术需要广泛剥离棘突及椎板两侧肌肉，软组织损伤大，出血多，术后可能因为肌肉失神经改变、瘢痕形成等而影响长期疗效。1997 年，Spetzger 等首先提出通过单侧腰椎椎板开窗进行双侧减压（unilateral laminotomy for bilateral decompression，ULBD）治疗腰椎管狭窄症，一年后 McCulloch 和 Young 对该技术进行了进一步的阐述。ULBD 技术通过一侧入路实现了对双侧椎管的减压，最大程度地保留了对侧骨与软组织结构的稳定性，减少了手术的创伤，已逐渐成为微创脊柱外科的经典术式之一。

1）ULBD 的适应证和禁忌证

（1）ULBD 技术适用于获得性中央椎管狭窄或侧隐窝狭窄而导致的腰腿痛及神经源性跛行的患者。手术节段数和椎管狭窄严重程度不是 ULBD 手术的禁忌证，但术前需要对患者症状及椎管形态进行充分评估。患者以间歇性跛行或单侧下肢症状为主，椎管形态为圆形或椭圆形，影像学表现为中央椎管或单侧侧方椎管狭窄为主,这是 ULBD 的良好适应证。对于双侧下肢症状,椎管形态为三叶草形,影像学表现为双侧侧方严重狭窄的患者,ULBD 技术对对侧的减压可能存在困难,需要完善术前评估,必要时行双侧减压。

(2)腰椎滑脱、腰椎不稳定和脊柱侧弯造成的机械性腰痛是单纯行 ULBD 减压的禁忌证,此时可能要考虑行融合手术。行 MISTLIF 手术时,用 ULBD 技术来进行椎管减压也可以达到减少手术创伤的目的。

(3)ULBD 技术对于对侧椎间盘的处理比较困难,如果患者双侧椎间盘突出都非常严重,而需要进行双侧椎间盘切除的话,应该列为 ULBD 技术的相对禁忌证,这种情况在临床上并不多见(图 6-1)。

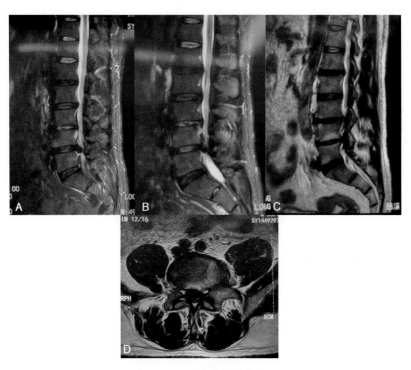

图 6-1 ULBD 的相对禁忌证

患者因"腰痛伴双下肢疼痛"入院,拟行手术治疗。A～C. 腰椎 MRI 提示 L4-L5 椎间盘脱出游离可能,同时合并终板炎;D. 腰椎 MRI 提示 L4-L5 中央型椎间盘突出伴双侧神经卡压可能;考虑到患者平时存在腰痛,并合并双下肢症状,故予行双侧减压 MISTLIF 手术

(4) 先天性椎管狭窄、既往腰椎术后硬膜周围广泛瘢痕形成等,这也是 ULBD 技术的相对禁忌证。这种情况下进行单侧入路对侧减压将比较困难,容易造成硬膜撕裂及神经损伤等并发症。

2) ULBD 技术的具体操作

通道下 ULBD 手术是从一侧放置通道先进行同侧减压,然后倾斜通道或倾斜手术床再向中间及对侧进行减压,去除对侧致压骨性结构(包括椎板腹侧和增生内聚的上关节突)和黄韧带,达到扩大椎管、解除神经压迫的目的。该技术可以进行单纯的椎管减压,也可以结合 MISTLIF 手术进行。具体步骤如下。

(1) 透视定位并标记切口:麻醉完成后,使用体表定位器透视定位并标记手术切口。切口通常选择在患者症状更严重一侧或者椎管狭窄更严重一侧。一般单个切口可以完成 1～2 节段的减压。对于需要行多节段椎管减压的患者,可采用交叉切口的手术方式(可参考本书第七章)。如果患者需要行 MISTLIF 手术,可以按照常规 MISTLIF 手术选择切口,一般以上下椎弓根内侧缘连线为切口,在棘突中线旁开 2 cm 左右。如果行单纯 ULBD 手术,手术切口可以考虑更偏内,更靠近棘突中线的多裂肌纤维之间进入,一般建议棘突中线旁开 1 cm,尽量保留关节突关节。

(2) 放置通道:透视定位后,切开皮肤、皮下组织和筋膜,依次扩张软组织,放置通道。如果行单纯减压,微创通道建议放在一侧椎板下缘。如果拟行 MISTLIF 手术,则建议把通道放在关节突关节上方,可扩张通道撑开后使上下叶片包含关节突关节。通道放置完毕后再次透视确认手术节段。

(3) 同侧减压:如果进行单纯减压,先进行同侧椎板开窗,显露黄韧带,不着急切除黄韧带,在黄韧带表面先完成骨性减压。如果进行 MISTLIF 术,可以直接切除下关节突和部分上关节突,切除同侧黄韧带,显露、保护同侧硬膜囊和神经根,完成同侧减压后可以先行椎间融合操作,也可以先进行对侧减压。

(4) 对侧减压:倾斜手术床,调整通道方向朝向对侧,在黄韧带表面先完成棘突根部的减压,用神经剥离子分离对侧黄韧带和椎板腹侧,用吸引器轻轻下压黄韧带,用高速磨钻或枪钳完成对侧黄韧带背侧的椎板及侧方关节突的减压。完成对侧侧隐窝及神经根管减压后再去除黄韧带,减压时有黄韧带的保护一般不易损伤硬膜和神经根,相对更安全。部分患者对侧侧方狭窄十分严重,行对侧减压比较困难,如减压不满意,则需行双侧减压。

3）ULBD 手术神经损伤的预防

ULBD 手术最常见并发症为硬膜囊撕裂及神经根损伤,通常是在行对侧减压时发生。预防措施主要有:

（1）使用带光吸引器、显微镜等设备可以大大增加手术的安全性。术中使用骨刀或枪钳减压的时候,要小心操作,防止误损伤。在切除对侧黄韧带前,应注意神经根、硬膜囊和黄韧带之间可能存在的粘连,先用神经剥离子或钩子探查,小心分离粘连后再切除。

（2）对于较为严重的椎管狭窄,进行对侧减压时应该尽量减少对硬膜囊及神经根的牵拉、挤压,术中使用较小的吸引器头和枪钳。

（3）如果出现硬膜囊撕裂,只要撕裂口不大,马尾神经没有疝出到撕裂口以外,一般无需特别处理,只需用生物蛋白胶等进行覆盖即可;如果撕裂口较大,有马尾神经疝出,则需要先将马尾神经回纳,再进行硬膜的修补。通道下硬膜修补往往比较困难,必要时可扩大切口或改成开放手术。

2. MISTLIF 手术

对于腰椎管狭窄合并腰椎滑脱不稳的患者,可以考虑行 MISTLIF 手术。

1）MISTLIF 手术具体操作步骤

（1）麻醉与体位:MISTLIF 手术一般在全麻插管下进行,如有条件可使用神经电生理监测。患者俯卧位于可升降、可透视的手术床,腹部垫腰桥或四点式支架,腹部尽量悬空,有利于降低腹压、减少术中出血及恢复腰椎前凸。

（2）术前定位:将体表定位器粘贴在患者腰部手术区域,行腰椎正位透视,在患者体表标记出手术目标间隙及上、下椎体椎弓根的体表投影。切口通常选择在患者症状更严重一侧或者腰椎管狭窄更严重一侧。一般以上、下椎弓根体表投影的内侧缘连线为手术切口,在后正中线旁开 2 cm 左右。

（3）放置通道:常规消毒铺巾后,使用长针头再次定位(图 6-2)。一般将长针头扎在椎间隙标记线与手术切口连线的交点,针的头尾倾角与椎间隙平行。根据透视影像做手术切口,透视的目的是防止切口偏内、偏外或偏高、偏低。切开皮肤、皮下组织,到筋膜表面时可以用手触摸感受一下与棘突的距离,在距离合适的位置切开筋膜,依次扩张软组织,也可以用手指经肌束间隙触及椎板及关节突,骨膜剥离子沿椎板和关节突表面钝性分离附着的肌肉,然后放置通道,通道的方向与椎间隙方向一致。行 MISTLIF 手术时通常把通道放在关节突关节上方,撑开上、下叶片后,上叶片位于峡部,下叶片位于下位椎体的上关节突下缘,上下叶片之间包含关节突关节,以方便术中减压。通道放置完毕后连接并固定自由臂,再次透视确认手术节段(图 6-3)。

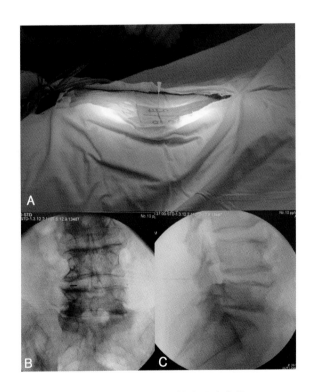

图 6-2 术前使用长针头再次定位

A. 术前使用长针头再次定位;B. 透视正位片位于椎弓根连线;C. 透视侧位片位于椎间隙平面

(4)减压:透视确认通道位置满意后,连接光源、带光吸引器等设备。先用骨刀切除部分下关节突,暴露关节面,用骨刀或枪钳切除/咬除下关节突及部分上关节突,向上减压至黄韧带止点,向下根据侧隐窝狭窄情况减压,解除

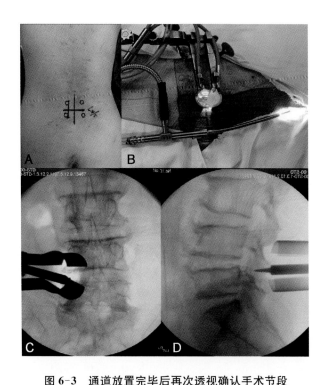

图 6-3 通道放置完毕后再次透视确认手术节段

A. 术前体表定位后标记手术切口;B. 通道放置完毕;
C、D. 术中正侧位透视确认通道位置,并徒手置钉,以减少透视次数

硬膜囊及神经根的压迫。这时可以预估一下融合器植入所需空间是否足够,空间狭小时向外再做适当的减压。如患者存在中央椎管狭窄或对侧侧方椎管狭窄,可行 ULBD 技术减压。

(5)处理椎间隙及植入融合器:在工作通道下,助手用神经拉钩轻轻牵开硬膜囊或走行根,此时非常重要的一步是处理椎管内的静脉丛,可以用双极电凝小心止血,也可以用明胶海绵或其他止血材料及脑棉片压迫止血。血管处理完毕后,切开纤维环,使用撑开器逐级撑开椎间隙,用绞刀及刮刀处理椎间隙,尽量刮除软骨终板,显露骨性终板。椎间处理尽量到位,在操作过程中时刻注意保护硬膜囊及神经根,避免损伤。常规 MISTLIF 手术一般不需要显露上位出口神经根,但对于腰椎滑脱或椎间盘突出压迫上位神经根的患者,术中需要减压显露出口神经根。完成椎间隙处理后,进行椎间植骨,植骨材料来源于减压的自体骨,如自体骨不足可加用同种异体骨或人工骨等,然后植入合适大小的椎间融合器。

（6）经皮内固定：手术减压侧可在肉眼直视下直接开口、开路,并置入导丝,透视导丝位置满意后再拧入椎弓根螺钉；在减压对侧采用经皮的方式置入椎弓根螺钉,具体操作及技巧详见第八章。

2）手术注意点

（1）植骨来源的问题。术中将减压得到的骨质收集处理,使用骨刀或枪钳切除/咬除上、下关节突及部分椎板,尽量不用磨钻,以免损耗自体骨。绝大部分患者不需要另外取骨或使用其他植骨材料。

（2）L4-L5 及以上节段行 MISTLIF 时上关节突尖需要常规切除,以便术中安放合适大小的融合器,术中应充分扩大骨窗,上界限到峡部,下界限到椎弓根上缘。L5-S1 由于椎管较宽,上关节突可根据需要行部分切除,以充分减压及顺利植入融合器。

（3）手术过程中,要时刻防范硬膜囊及神经根损伤。操作前,先用神经剥离子或钩子探查,然后再下枪钳。没有弄清解剖结构之前,不能盲目下刀或下枪钳。

（4）椎间隙植骨床的处理要仔细,既不损伤骨性终板,又尽量刮除软骨终板,除了使用常规的绞刀、刮刀之外,还可以使用反向刮匙,尽量处理到位。腰椎融合手术的疗效早期看减压,后期看融合。如果是椎间隙非常狭窄或严重骨质疏松的患者,可以先用硬质的神经剥离子试探一下椎间隙的位置及方向,必要时行术中透视,防止撑开器置入时或撑开时与终板成角而损伤终板。

（5）融合器大小的选择可以参考邻近节段间隙的高度,也有学者提倡融合器尽量选大号,但融合器太大容易增加植入的难度,也增加了神经根的张力。

（6）手术结束前伤口冲洗完毕后,一定要再次进行神经根管的探查,防止碎骨粒、骨蜡等卡压神经根。

（六）退变性腰椎管狭窄症的微创治疗策略

退变性腰椎管狭窄症病理改变及临床表现复杂多样,如何根据不同腰椎管狭窄症患者的病理改变及临床表现选择合适的微创治疗方法,目前尚无统一意见。Choi 等分析比较了 144 例单节段腰椎管狭窄症行单侧入路双侧减压手术的患者,得出椎管形态会影响单侧入路双侧减压手术疗效的结论,单侧入路双侧减压技术适用于圆形及椭圆形椎管狭窄,不推荐用于三叶草形椎管狭窄,对于三叶草形椎管狭窄建议行双侧入路双侧减压。

编者所在团队根据患者的临床表现、影像学检查及合并其他脊柱疾病的情况,自定义了腰椎管狭窄症的分型,并根据相应的分型提出了微创手术治疗策略,并取得了满意的疗效。

1. 自定义的腰椎管狭窄症分型方法

(1) 按临床表现分型

Ⅰ型:以间歇性跛行为主要表现,无下肢根性症状。

Ⅱ型:单侧下肢根性症状,伴或不伴间歇性跛行。

Ⅲ型:双侧下肢根性症状,伴或不伴间歇性跛行。

(2) 根据患者 CT 及 MRI 等影像学表现分型

A 型:单侧侧方椎管狭窄伴或不伴中央椎管狭窄(图 6-4)。

B 型:双侧侧方椎管狭窄伴或不伴中央椎管狭窄(图 6-4)。

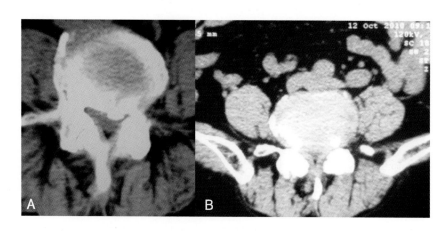

图 6-4 根据患者 CT 及 MRI 等影像学表现分型

A. 影像学分型为 A 型,单侧侧方椎管狭窄伴或不伴中央椎管狭窄;
B. 影像学分型为 B 型,双侧侧方椎管狭窄伴或不伴中央椎管狭窄

　　C 型：其他类型，包括椎间盘巨大钙化突出所致椎管狭窄、重度椎管狭窄、多节段椎管狭窄（超过 3 个节段）（图 6-5）。

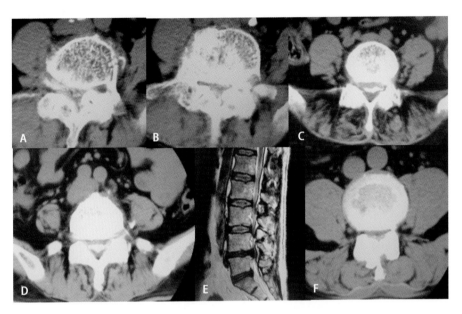

图 6-5　影像学分型为 C 型的影像学表现

A、B. 十分严重的椎管狭窄；C、D. 前方巨大钙化椎间盘所致椎管狭窄；
E、F. 三个平面以上的椎管狭窄

　　（3）根据是否合并脊柱不稳及脊柱侧弯分型

　　a 型：合并脊柱不稳。

　　b 型：合并脊柱侧弯且 Cobb 角＜30°。

　　c 型：同时合并脊柱不稳及脊柱侧弯。

　　2. 手术方式选择

　　1）微创手术

　　（1）单侧入路双侧减压：适用于临床表现为 Ⅰ 型、Ⅱ 型患者，且影像学表现为 A 型及大部分 B 型患者。

　　（2）双侧入路双侧减压：①适用于单侧入路双侧减压时，对侧减压不满意；②对于临床表现为 Ⅲ 型和（或）影像学表现为 B 型患者，原则上需要行双侧入路的微创减压；③Ⅱ度以上滑脱需要双侧松解。

　　（3）合并腰椎滑脱不稳的患者在完成椎管减压后需行融合及经皮内固定

手术。

2）开放手术

适用于影像学表现为 C 型，椎管狭窄十分严重，椎间盘巨大钙化，有三个平面及以上狭窄的腰椎管狭窄症患者。

病例分享(6-1)

病史：

张×，男性，73 岁，因"间歇性跛行 3 年，加重 3 月"入院；患者 3 年前无明显诱因下出现间歇性跛行症状，行走约 500 m 后出现双下肢酸胀麻木等不适，以右下肢为主，予保守治疗，效果欠佳；自觉 3 年来症状逐渐加重，近 3 月来出现行走困难，行走约 100 m 需要坐下或蹲下休息，休息后可稍缓解，如此反复。

专科检查：

腰椎棘突旁轻度压痛及叩击痛，双下肢感觉及肌力对称，肌张力正常；双侧直腿抬高试验阴性；双侧膝、腱反射正常，病理征未引出。

影像学检查：

术前腰椎 CT 及 MRI（图 6-6A、B）提示 L4-L5 椎管狭窄。术后复查腰椎 CT（图 6-6C）提示椎管减压满意。

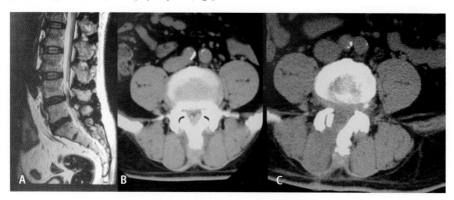

图 6-6　患者手术前后影像学检查

A、B. 术前腰椎 MRI 及 CT 提示 L4-L5 椎管狭窄，患者临床表现为 I 型（间歇性跛行），影像学表现为 B 型（双侧侧方椎管狭窄），无合并不稳及侧弯；C. 行单侧入路双侧减压术，椎管减压满意，患者症状缓解满意

诊断：

腰椎管狭窄症(L4-L5)。

病例分析：

患者老年男性，因"间歇性跛行"入院。入院后完善相关检查，根据自定义腰椎管狭窄症分型：患者 L4-L5 椎管狭窄，临床表现Ⅰ型（间歇性跛行），影像学表现 B 型（双侧侧方椎管狭窄），无合并不稳及侧弯；予行 L4-L5 单侧入路双侧减压术，术后患者症状缓解满意。

病例分享(6-2)

病史：

董××，女性，68 岁，因"间歇性跛行 2 年"入院，患者 2 年前无明显诱因下出现间歇性跛行症状，行走约 200 m 后出现双下肢不适，以左下肢酸胀为主。

专科检查：

腰椎棘突旁轻度压痛及叩击痛，双下肢感觉及肌力对称，肌张力正常；双侧直腿抬高试验阴性；双侧膝、腱反射正常，病理征未引出。

影像学检查：

腰椎 MRI（图 6-7A、B）提示 L4-L5 椎管狭窄合并腰椎不稳定。术后复查腰椎 X 线（图 6-7C、D）提示腰椎术后内固定位置可；复查腰椎 CT（图 6-7E）提示椎管减压满意。

诊断：

1.腰椎管狭窄症(L4-L5)；2.腰椎不稳定。

病例分析：

患者老年女性，因"间歇性跛行"入院。入院后完善相关检查，根据自定义腰椎管狭窄症分型：患者 L4-L5 椎管狭窄合并腰椎不稳定，临床表现Ⅰ型（间歇性跛行），影像学表现 B 型（双侧侧方椎管狭窄），合并脊柱疾病为 a 型（合并不稳）；予行 MISTLIF 手术，减压方式为单侧入路双侧减压，术后复查提示内固定位置良好，椎管减压满意，患者术后症状缓解满意。

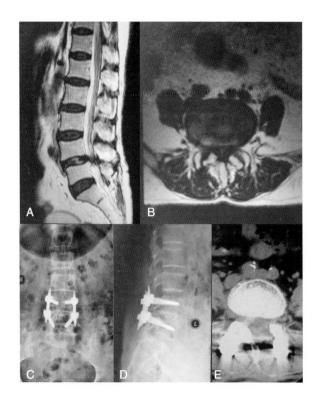

图 6-7　患者手术前后影像学检查

A、B. 术前 MRI 提示 L4-L5 椎管狭窄合并腰椎不稳定；C～E. 术后复查提示内固定位置良好，椎管减压满意

病例分享(6-3)

病史：

钟××，女性，70 岁，因"间歇性跛行 5 年，加重半年"入院，患者 5 年前无明显诱因下出现间歇性跛行症状，腰痛尚可，行走约 500 m 后出现双下肢不适，未予重视；本次入院前半年，自觉症状加重，行走距离缩短，约 200 m 后出现双下肢酸胀不适，需要坐下或蹲下休息，休息后可稍缓解，如此反复。

专科检查：

脊柱可及侧弯畸形，腰椎棘突旁轻度压痛及叩击痛，双下肢感觉及肌力对称,肌张力正常;双侧直腿抬高试验阴性;双侧膝、腱反射正常,病理征未引出。

影像学检查:

术前腰椎 X 线(图 6-8A～D)提示腰椎退变性侧弯;L4-L5 不稳定。术前腰椎 CT 及 MRI(图 6-8E～G)提示 L4-L5 椎管狭窄合并腰椎不稳定。术后 3 天复查腰椎 X 线(图 6-8H、I)提示内固定位置良好。术后 6 月复查腰椎 X 线(图 6-8J～L)提示内固定位置良好,椎间已融合。

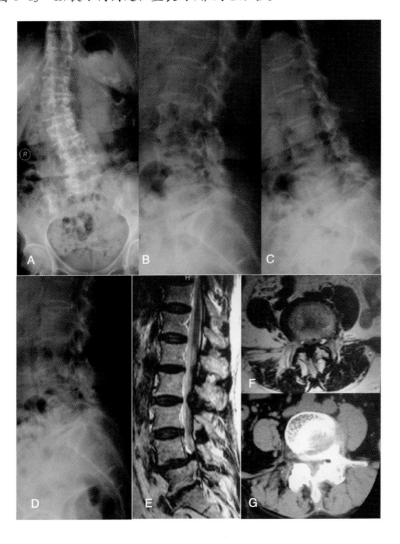

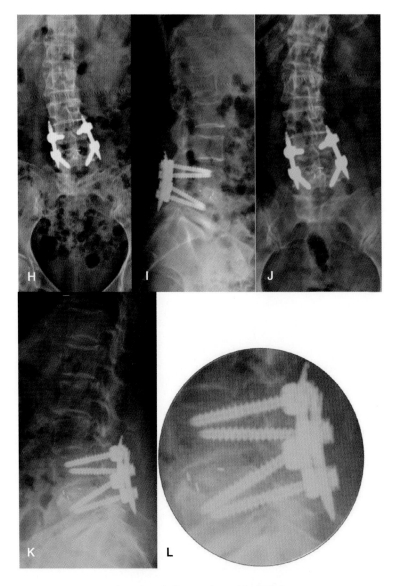

图 6-8　患者手术前后影像学检查

A～G. 患者术前影像学检查提示 L4-L5 椎管狭窄合并腰椎不稳及腰椎退变性
侧弯,该患者临床表现为 Ⅰ 型(间歇性跛行),影像学表现为 B 型(双侧侧方椎管
狭窄),合并脊柱疾病为 c 型(合并不稳及侧弯);H～I. 患者行 MISTLIF 手术,
术后 3 天复查腰椎正侧位片提示内固定位置良好;J～L. 术后 6 月复查腰椎正
侧位片提示内固定位置良好,椎间已融合

诊断：

1. 腰椎管狭窄症(L4-L5)；2. 腰椎不稳定；3. 腰椎退变性侧弯。

病例分析：

患者老年女性，因"间歇性跛行"入院。入院后完善相关检查，根据自定义腰椎管狭窄症分型：患者 L4-L5 椎管狭窄合并腰椎不稳及腰椎退变性侧弯，临床表现 I 型（间歇性跛行），影像学表现为 B 型（双侧侧方椎管狭窄），合并脊柱疾病为 c 型（合并不稳及侧弯）；予行 MISTLIF 手术，术后症状缓解满意。

第三节　腰椎滑脱症

腰椎滑脱症是由于各种原因引起腰椎相邻椎体发生滑移，从而刺激、压迫神经根和（或）马尾神经引起一系列临床症状的疾病。1782 年比利时医生 Herbiniaux 最早描述了腰椎滑脱。1854 年 Kilian 定义了脊椎滑脱，指一椎体在另一椎体上部分或完全的滑移。1976 年，Wiltse 对腰椎滑脱进行了系统分类，分为发育不良性、峡部裂性、退变性、创伤性、病理性和医源性等类型。腰椎滑脱症在中国占人口总数的 4.7%～5%，是引起腰腿痛的重要原因之一，临床上以退变性和峡部裂性腰椎滑脱多见。

一、退变性腰椎滑脱症

退变性腰椎滑脱是由椎间盘、关节突关节及周围韧带的退变、松弛而导致椎间关节不稳引起，一般女性多见，40 岁以后发病居多，占腰椎滑脱症的 35% 左右。1931 年，Junghanns 首先报道了退变性腰椎滑脱，由于没有发现峡部病变，故当时称为"假性滑脱"。1950 年，Macnab 又报道了无峡部断裂的滑脱病例，并首次比较完整阐述了该病的病理解剖及临床症状的病理学基础；1955 年，Neuman 称其为"退行性脊椎滑脱"。直到 1976 年，Wiltse 等对脊椎滑脱进行系统分类，"退行性脊椎滑脱"才被正式列入脊椎滑脱中的一种。

（一）退变性腰椎滑脱的病理特点

1. 椎间盘

随着年龄的增长和椎间盘退变的加重,椎间盘中水分、胶原及蛋白多糖含量逐渐减少,慢慢出现椎间盘高度降低、纤维坏膨出、椎间盘突出及椎体后缘骨赘形成等病理变化。

2. 关节突关节

与人体其他滑膜关节类似,随着人体老化,关节突关节的骨密度降低,关节软骨脱落,导致关节间隙变窄。随着退变的进一步加重,出现关节突增生肥大,关节囊松弛,上位椎体活动范围慢慢增加,逐渐发展成腰椎滑脱。与此同时伴随着黄韧带肥厚及椎板增生等,逐渐表现出椎管狭窄的症状。

3. 神经压迫

随着退变加重,椎间盘及增生的组织可刺激、压迫神经根及马尾神经,出现神经根性症状和间歇性跛行等症状。

4. 节段性不稳

由于椎间盘弹性下降、高度降低,出现纤维环松弛;小关节内关节软骨变薄脱落也能引起关节囊松弛。这些病理变化导致了椎间异常活动增加,严重时可出现椎体滑脱及节段性不稳。

（二）临床诊断

退变性腰椎滑脱症的诊断要根据患者的临床症状、体格检查和影像学检查等综合评估。要排除其他可能产生类似症状的疾病,比如腰椎间盘突出症、腰椎管狭窄症、脊柱侧弯等。

1. 症状

退变性腰椎滑脱的症状主要由腰椎不稳和腰椎管狭窄引起,其发病缓慢,呈进行性加重。

（1）腰痛:与腰部活动有关,可出现腰部、腰臀部疼痛,休息后可缓解。

（2）间歇性跛行:站立、行走后出现腰臀部、小腿酸胀、疼痛,休息后缓解,主要表现为中央椎管狭窄的症状。

（3）根性疼痛:单侧或双侧下肢疼痛,可为放射痛。

2. 体格检查

腰椎棘突旁可有压痛,部分患者可触及"台阶感",合并椎管狭窄的患者查体通常无明确发现,主诉较多而体征较少,部分患者可有下肢局限性感觉障碍;合并根性症状的患者,可有神经支配区的运动、感觉异常。

3. 影像学检查

1) 腰椎 X 线

(1) 腰椎正侧位片:可用于明确滑脱的节段、方向及程度,观察椎间隙的高度及塌陷程度,观察是否合并脊柱侧弯,了解骨质增生及骨质疏松等情况。当椎间隙明显塌陷、牵张性骨刺增生时,腰椎滑脱不易进展。腰椎侧位片还可以用于评价腰椎滑脱的程度,国内常用的是 Meyerding 分级,即将下位椎体上缘分为 4 等份,根据椎体相对于下位椎体向前滑移的程度分为Ⅰ～Ⅳ度,Ⅰ度:指椎体向前滑移不超过椎体中部矢状径的 1/4 者,滑脱<25%;Ⅱ度:超过 1/4,但不超过 2/4 者,滑脱 25%～50%;Ⅲ度:超过 2/4,但不超过 3/4 者,滑脱 50%～75%;Ⅳ度:超过椎体矢状径的 3/4 者,滑脱 75%～100%。退变性腰椎滑脱一般不超过Ⅱ度。

(2) 腰椎动力位片:主要用于判断是否存在腰椎不稳。腰椎不稳的诊断标准尚有一定争议,一般认为 X 线的诊断标准为动力位片上椎体相对位移 >3 mm 或终板角度变化>15°。

(3) 腰椎双斜位片:可清晰显示峡部病变。在椎弓崩裂时,峡部可出现带状裂隙,称为狗颈断裂征。

2) 腰椎 CT

腰椎滑脱的 CT 表现有:①双边征;②双管征;③椎间盘变形,即出现滑脱水平的纤维环变形,表现为前一椎体后下缘出现对称性软组织影,而下一椎体后下缘无椎间盘组织;④峡部裂隙出现在椎弓根下缘平面,走行方向不定,边缘呈锯齿状。三维 CT 或 CT 矢状位重建可以明确椎间孔的变化及滑脱程度。腰椎 CT 还可以用于腰椎关节突关节方向的判断,如果关节突关节呈矢状位排列,患者的神经压迫主要由下关节突向前滑移引起;如果关节突关节呈冠状位排列,则患者的神经压迫主要由上关节突增生引起。

3) 腰椎 MRI

可观察腰椎硬膜囊及神经根受压情况,评估椎间盘退变程度,有助于确定减压和融合的范围。

(三) 退变性腰椎滑脱的手术治疗

退变性腰椎滑脱临床症状出现缓慢,呈渐进性加重,休息后通常能部分缓解,因此治疗方法的选择要根据患者的症状、腰椎滑脱的程度、滑脱节段的稳定性及进展的速度等综合考虑。对于药物、理疗、康复锻炼等保守治疗效果欠佳时,可以考虑手术治疗。

目前治疗退变性腰椎滑脱症的常用术式有单纯减压术及减压融合手术。具体选择何种手术方式,首先要明确退变性腰椎滑脱与腰椎不稳之间的关系。退变性腰椎滑脱通常是一个影像学静态概念,通过腰椎正侧位片发现,可没有临床症状。退变性腰椎滑脱分为稳定性滑脱和不稳定性滑脱。腰椎不稳则是一个动态概念,通过腰椎动力位片发现,腰椎不稳的标准是相邻椎体前后滑移>3 mm 或终板角度变化>15°,可参考邻近节段的活动度。因此,我们可以理解为腰椎不稳是退变性腰椎滑脱的早期阶段与基础,腰椎不稳可引起持续性、反复发作性腰痛。退变性腰椎滑脱发展到一定程度一定阶段可引起腰椎管狭窄,进而出现下肢不适和间歇性跛行症状。

1. 单纯减压术

对于退变性腰椎滑脱,无明显不稳的患者,可以选择单纯减压术。这类患者通常表现为腰椎管狭窄的症状,主要以下肢疼痛、麻木或间歇性跛行为主,无明显腰痛,腰椎动力位片上无明显不稳,这类患者可以选择行内镜下或通道下的减压手术,必要时可以采用 ULBD 技术。这类患者术后滑脱进展的发生率与减压手术中对原有脊柱稳定性的破坏程度相关,术者应该尽量采用微创的手术方式。对年龄较大,一般情况欠佳,不能耐受较长时间麻醉的患者,单纯减压术也是较为安全的选择。

2. 融合手术

退变性腰椎滑脱的病变早期以腰椎节段性不稳为主,主要为腰痛症状,下肢症状可不明显,腰椎 MRI 检查无明显椎管狭窄,这类患者可以考虑行单纯融合手术。手术方式可以选择 MISTLIF、侧入路腰椎椎间融合术(extreme lateral interbody fusion,XLIF)或斜外侧入路腰椎椎体间融合术(oblique lateral lumbar interbody fusion,OLIF)、前路腰椎椎体间融合术(anterior lumbar interbody fusion，ALIF)等。

3. 减压及融合手术

对于退变性腰椎滑脱合并节段性不稳的患者，可以考虑在彻底减压的同时行融合手术。这类患者通常表现为腰痛，可有下肢根性症状或间歇性跛行症状，腰椎动力位片上存在明显不稳，腰椎 MRI 检查表现为腰椎中央椎管或侧方椎管狭窄，这也是 MISTLIF 手术的良好适应证。

MISTLIF 手术的具体过程可以参考本章第二节。退变性腰椎滑脱症的减压可以根据需要选择单侧减压或单侧入路双侧减压。在充分的减压松解后，术者可以通过椎间撑开器撑开间隙，术者在间隙撑开过程中可以通过手感来体会滑脱复位的难易程度。由于退变性腰椎滑脱通常不超过Ⅱ度，一般可以通过一侧间隙撑开的方式获得较好的滑脱复位，在间隙撑开后也可以通过透视评估滑脱复位情况；如果复位欠佳，还可以结合经皮内固定器械来进行提拉复位。需要指出的是，术前要做好患者骨质疏松情况的评估，如果患者骨质疏松较为严重，术者要小心操作，以防术中间隙撑开的过程中损伤终板或在提拉复位过程中出现螺钉退出的情况。

退变性腰椎滑脱的手术目的是减压融合，在充分减压及植骨融合内固定的基础上，力求复位滑脱，但不强求解剖复位。对于老年患者，通常合并骨质疏松及内科基础疾病，可耐受麻醉的时间有限，较长的手术时间会增加手术出血、感染及心脑血管意外等并发症的发生风险，因此也不强求解剖复位，并且有文献指出老年退变性腰椎滑脱复位组与原位融合组临床疗效无显著差异。另外，对于严重退变、滑脱节段已经进入再稳定阶段的病例，也不强求滑脱复位。

病例分享(6-4)

病史：

钱××，女性，67 岁，因"腰痛伴双下肢疼痛、麻木 5 年，加重 2 月"入院。患者 5 年前无明显诱因下出现腰痛，伴双下肢疼痛、麻木，右侧较严重，予保守治疗；本次入院前 2 个月自觉症状加重，现为手术治疗收入院。

专科检查：

腰椎棘突旁轻度压痛及叩击痛，双下肢感觉对称，肌力、肌张力正常；双侧直腿抬高试验阴性，加强试验阴性；双侧膝、腱反射正常，病理征未引出。

影像学检查：

术前腰椎X线（图6-9）提示腰椎退行性病变；L4-L5不稳定。术前腰椎CT及MRI（图6-10）提示L4退变性滑脱合并L4-L5椎管狭窄。

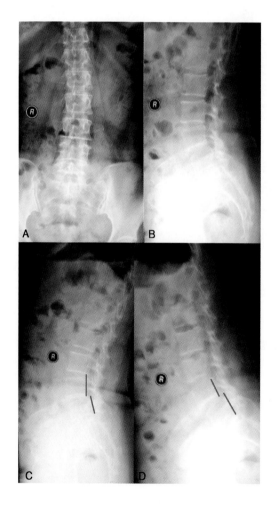

图6-9 术前腰椎X线

A、B. 腰椎正侧位片提示腰椎退行性变；C、D. 腰椎动力位片提示L4-L5不稳定

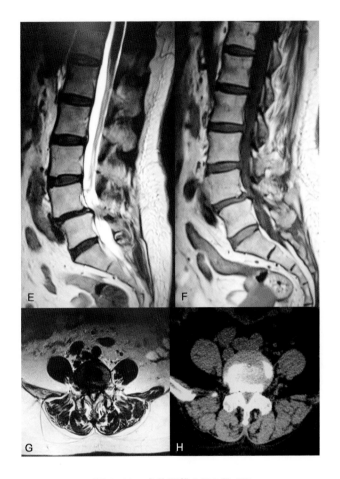

图 6-10 术前腰椎 MRI 及 CT

E～G. 腰椎 MRI 提示 L4 退变性滑脱合并 L4-L5 椎管狭窄；H. 腰椎 CT 提示 L4-L5 椎管狭窄

诊断：

1. 退变性腰椎滑脱症(L4-L5)；2. 腰椎管狭窄症；3. 腰椎不稳定。

病例分析：

患者老年女性，因"腰痛伴双下肢疼痛、麻木 5 年，加重 2 月"入院。入院后完善相关检查，考虑退变性腰椎滑脱症，L4-L5 椎管狭窄合并腰椎不稳定，拟行 MISTLIF 手术。术中通过单侧入路双侧减压、椎间隙撑开的方式进行滑脱复位，术后患者症状缓解，滑脱复位可(图 6-11)。

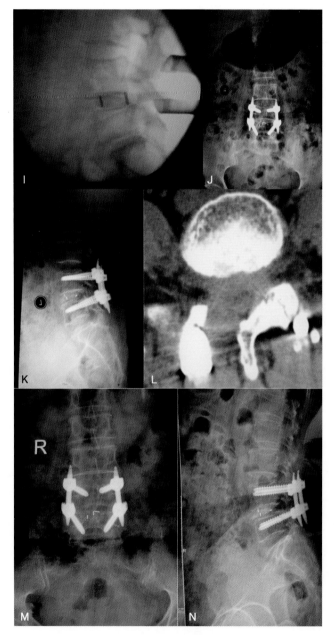

图 6-11 术中间隙撑开影像及术后复查影像

I. 术中通过一侧间隙撑开的方式进行评估及滑脱复位；J、K. 术后 3 天复查腰椎
正侧位片提示内固定位置良好；L. 术后 3 天复查腰椎 CT 提示椎管减压满意；
M、N. 术后 1 年复查腰椎正侧位片提示内固定位置良好

二、峡部裂性腰椎滑脱症

腰椎峡部裂是指腰椎峡部存在裂隙或骨折后未能连接,而峡部裂性滑脱则是指峡部裂后两个椎体间发生相对滑移。引起峡部裂的原因有先天性、家庭性或遗传性、后天性疲劳骨折及创伤性等。峡部裂性腰椎滑脱占腰椎滑脱症的 15% 左右。

(一) 病理特点及引起腰腿痛的原因

1. 峡部裂性腰椎滑脱的病理特点

L5 椎体出现峡部裂的比例最高,因为通常 L5 椎间盘向前倾斜,L5 椎体有向前滑移的剪切力,而椎间盘及下关节突是对抗向前滑移的主要组织,其椎弓的棘突受到背伸肌及韧带的向下拉力,增加了下关节突所受对抗滑移的压力,此二力汇于峡部,故其峡部负载应力较大。

2. 腰椎峡部裂致腰腿痛的原因

(1) 椎弓的异常活动:峡部裂时,棘突、椎板、下关节突作为一个活动单元,受韧带及背伸肌的牵拉,使峡部发生头尾端的异常活动。背伸肌肌肉伸缩,向前弯腰时拉紧棘突,向后伸腰时挤嵌棘突,都可以引起椎弓的头尾活动。这种异常活动的存在使峡部疲劳骨折不易愈合,骨折处增生的纤维软骨及骨痂样组织中可带有神经末梢,峡部的异常活动可刺激该部的神经末梢引起腰痛。峡部的神经末梢,在椎管外系脊神经后支的内侧支,在椎管内为窦椎神经的分支,二者均可以通过脊神经前支引起臀部或股后部的疼痛。

(2) 神经根性疼痛:峡部的纤维瘢痕增生可以对出口神经根和(或)走行神经根产生压迫或刺激,出现神经根性痛。

(3) 椎间盘因素:椎间盘退变,纤维环破裂并失去稳定性可发生腰痛。由此继发的韧带、关节囊及腰背肌劳损,也是腰痛的原因。

(二) 临床诊断

峡部裂性腰椎滑脱症的诊断要结合患者的症状、体征及影像学检查,排除其他可能产生类似症状的疾病,如腰背筋膜炎、腰椎间盘突出症、腰椎管狭窄症及脊柱侧弯等。

1. 症状

患者的临床表现取决于继发损害的程度,如关节突增生、椎管狭窄、马尾神经及神经根的受压程度等。

(1) 腰骶疼痛:疼痛涉及腰骶部,多为钝痛,位置深在。疼痛可向臀部或大腿后侧放射,通常在劳累后逐渐出现,或于一次扭伤后持续存在。站立、弯腰时加重,卧床休息后可减轻。

(2) 坐骨神经受累:峡部裂处致密的纤维结缔组织或增生瘢痕可刺激压迫神经,滑脱时相应的腰骶神经根受到牵拉,也可以出现下肢放射性疼痛、麻木。

(3) 间歇性跛行:峡部裂性腰椎滑脱引起腰椎管狭窄时,可出现神经源性间歇性跛行症状。

(4) 马尾神经受牵拉或压迫症状:严重滑脱时,马尾神经受累可出现下肢乏力、鞍区麻木及大小便功能障碍等症状。

2. 体格检查

峡部裂性腰椎滑脱的患者可出现腰椎前凸增加,臀部后凸,也可因神经根受压而出现腰椎曲度变直、腰部活动受限、前屈时疼痛加重等情况。在患椎棘突处可有压痛,可触及上位椎体的棘突前移,而导致局部形成“台阶感”,部分患者可有下肢神经受累的表现。

3. 影像学检查

(1) 腰椎 X 线

① 腰椎正侧位片:能清楚显示椎弓崩裂形态,边缘骨质增生硬化的情况,还可以评估腰椎滑脱的程度。

② 腰椎动力位片:判断腰椎滑移的活动度,判断有无腰椎不稳。

③ 腰椎双斜位片:可清晰显示腰椎峡部病变。椎弓崩裂时,峡部可出现带状裂隙。

(2) 腰椎 CT:腰椎滑脱的 CT 征象在本节退变性腰椎滑脱中已详细描述。术前 CT 检查对了解关节突的增生、椎间隙的方向与塌陷程度以及椎弓根的形态等都非常重要。

(3) 腰椎 MRI:可观察腰骶神经根、马尾神经受压的情况及椎间盘退变的程度,有助于确定减压及融合的范围。

(三) 峡部裂性腰椎滑脱症的手术治疗

对于部分无明显腰腿痛症状,且滑脱在Ⅰ度以内的腰椎峡部裂患者,无需治疗。对出现腰腿痛症状的患者,可以先采取保守治疗,包括休息、佩戴腰围或支具、药物治疗及理疗等。保守治疗效果欠佳时,可以考虑手术治疗。手术适应证主要有:①持续或反复的腰腿痛,保守治疗无效;②腰椎滑脱进行性加重,出现Ⅱ度或Ⅱ度以上滑脱;③腰椎滑脱出现神经根或马尾神经受压症状者。

峡部裂性腰椎滑脱症的手术治疗可以采用开放或微创手术的方式。Ⅱ度及以内的峡部裂性腰椎滑脱是 MISTLIF 手术的良好适应证。这类患者通常表现为腰痛、腰部无力及支撑困难,可有下肢根性症状或间歇性跛行症状,腰椎动力位片上可存在腰椎不稳,腰椎 MRI 表现为腰椎中央椎管或侧方椎管狭窄。MISTLIF 手术具体过程可以参考本章第二节。峡部裂性腰椎滑脱症患者通常峡部瘢痕增生较为严重,行 MISTLIF 手术时,需要采用双侧切口双侧减压的方式,减压范围包括黄韧带、椎间盘、增生的关节突、峡部硬膜外致密粘连的瘢痕组织及侧隐窝等,特别是对峡部瘢痕组织及出口神经根的彻底减压松解尤为重要。峡部裂性腰椎滑脱的复位程度取决于双侧松解的程度,在术中要注意对静脉丛出血的处理。

在充分的减压松解后,术者可以通过椎间撑开器进行一侧间隙撑开,撑开后先不取出撑开器,使其维持撑开的状态,对侧进行植骨和融合器的植入,再结合经皮内固定器械来进行提拉复位,这样通常能获得较好的滑脱复位。当然对这类患者术前要做好骨质疏松情况的评估,如果患者骨质疏松较为严重,术者要小心操作,以防止在间隙撑开的过程中损伤终板或在提拉复位过程中出现螺钉后退的情况。提前准备较粗及较长的椎弓根螺钉,便于螺钉后退时及时调整和翻修。

峡部裂性腰椎滑脱的手术目的与退变性腰椎滑脱手术一样,在充分减压及植骨融合内固定的基础上,力求复位,但对于骨质疏松非常严重且滑脱十分僵硬的患者,不强求解剖复位,因为强行复位反而会增加神经损伤、内固定失败等相关并发症的发生风险。对于老年患者,通常合并骨质疏松及内科基础疾病,可耐受麻醉的时间有限,较长的手术时间也会增加出血、感染等相关并发症的发生风险,因此也不强求解剖复位。对于Ⅱ度以上的峡部裂性腰椎滑脱,要综合术者的手术水平及医院医疗条件,谨慎使用 MISTLIF 手术,必要时行开放手术。

病例分享(6-5)

病史：

吴×,女性,46 岁,因"腰痛伴双侧臀部及下肢疼痛不适 3 年,加重 3 月"入院。患者 3 年前无明显诱因下出现腰痛,伴双侧臀部及下肢疼痛不适,自觉腰立不住,久坐久站及行走后加重,予保守治疗;本次入院前 3 月,自觉症状进一步加重,现为手术治疗收入院。

专科检查：

腰椎棘突旁压痛及叩击痛,可触及台阶感,双下肢感觉对称,肌力、肌张力正常;双侧直腿抬高试验阴性,加强试验阴性;双侧膝、腱反射正常,病理征未引出。

影像学检查：

术前腰椎 X 线(图 6-12)提示 L5 峡部崩裂,L5 椎体Ⅱ度滑脱,腰椎不稳定;术前腰椎 MRI 及 CT(图 6-13)提示 L5 椎体峡部裂性滑脱合并腰椎椎管狭窄。

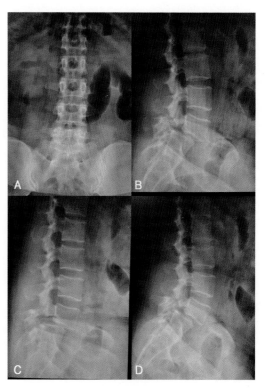

图 6-12　术前腰椎 X 线

A、B. 腰椎正侧位片提示 L5 峡部裂,L5 椎体Ⅱ度滑脱;
C、D. 腰椎动力位片提示腰椎不稳定

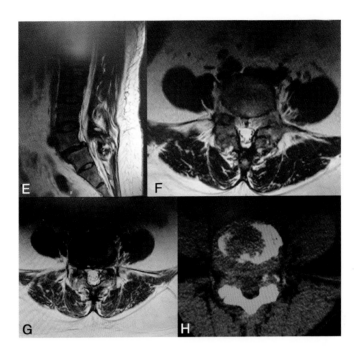

图 6-13 术前腰椎 MRI 及 CT

E～H. 腰椎 MRI 及 CT 提示 L5 椎体峡部裂性滑脱合并腰椎椎管狭窄

诊断：

1. 峡部裂性腰椎滑脱症（Ⅱ度）；2. 腰椎管狭窄症；3. 腰椎不稳定。

病例分析：

患者中年女性，因"腰痛伴双侧臀部及下肢疼痛不适 3 年，加重 3 月"入院。入院后完善相关检查，考虑峡部裂性腰椎滑脱症（Ⅱ度），同时合并腰椎椎管狭窄及腰椎不稳定，拟行 MISTLIF 手术。术中通过双侧入路双侧减压，在充分松解的基础上进行间隙撑开，同时依靠经皮内固定器械提拉复位的方式进行滑脱复位，术后患者症状缓解满意，滑脱复位满意（图 6-14）。

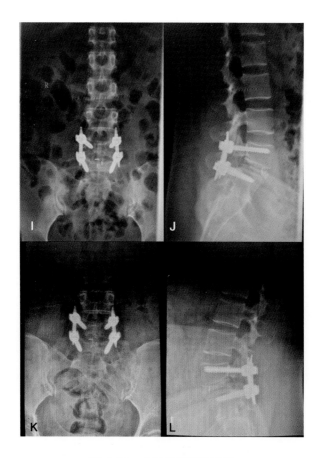

图 6-14　术后复查腰椎 X 线

I,J. 术后 3 天复查腰椎正侧位片提示内固定位置良好,滑脱复位满意;K、L. 术后 1 年复查腰椎正侧位片提示内固定位置良好,滑脱复位满意,椎间已融合

病例分享(6-6)

病史:

张××,女性,44 岁,因"腰痛伴右下肢疼痛麻木十余年,加重 4 年"入院。患者 10 余年前无明显诱因下出现腰痛,伴右下肢疼痛麻木不适,自觉腰痛较重,腰部支撑困难,予中医中药等保守治疗;本次入院前 4 年,自觉症状加重,予保守治疗无效后拟行手术治疗收入院。

专科检查：

腰椎棘突旁压痛及叩击痛，可及明显台阶感，右下肢小腿前外侧皮肤感觉减退，右侧直腿抬高试验 40°阳性，加强试验阳性，肌力正常；双侧膝、腱反射正常，病理征未引出。

影像学检查：

术前腰椎 X 线（图 6-15）提示 L4 峡部裂合并 L4 椎体Ⅱ度滑脱，腰椎不稳定；术前腰椎 CT（图 6-16）提示 L4 椎体峡部裂性滑脱合并腰椎椎管狭窄，L5-S1 椎间盘突出钙化；术前腰椎 MRI（图 6-17）提示 L4 椎体Ⅱ度滑脱合并腰椎椎管狭窄，L4、L5 椎体终板炎，L5-S1 椎间盘突出。

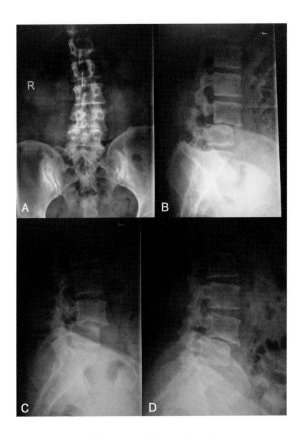

图 6-15　术前腰椎 X 线

A、B. 腰椎正侧位片提示 L4 峡部裂合并 L4 椎体Ⅱ度滑脱；C、D. 腰椎动力位片提示腰椎不稳定

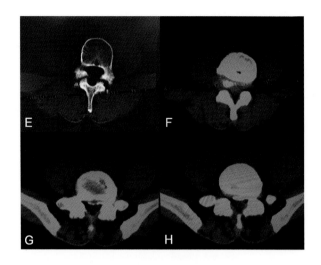

图 6-16 术前腰椎 CT

E、F. 腰椎 CT 提示 L4 峡部裂合并腰椎椎管狭窄；G、H. 腰椎 CT 提示 L5-S1 节段椎间盘突出钙化

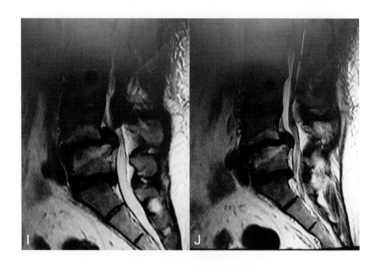

图 6-17 术前腰椎 MRI

I、J. 腰椎 MRI 提示 L4 椎体Ⅱ度滑脱合并腰椎椎管狭窄，L4 及 L5 终板炎，L5-S1 椎间盘突出

诊断：

1. 峡部裂性腰椎滑脱症（Ⅱ度）；2. 腰椎管狭窄症；3. 腰椎不稳定；4. 腰椎间盘突出。

病例分析：

患者中年女性，因"腰痛伴右下肢疼痛麻木十余年，加重 4 年"入院。入院后完善相关检查，考虑峡部裂性腰椎滑脱症（Ⅱ度），同时合并腰椎椎管狭窄及腰椎不稳定，并且邻近L5-S1节段腰椎间盘突出，拟行 MISTLIF 手术。L4-L5 节段拟通过双侧入路双侧减压，L5-S1节段从右侧入路行减压融合（图6-18）。L4-L5 节段先行一侧的减压松解，重点是去除峡部瘢痕，松解出口根，并彻底松解椎间隙，然后撑开椎间隙（图6-19）；再行对侧减压松解，同样松解峡部瘢痕及椎间隙，然后进行对侧间隙植骨，植入融合器（图6-20）；随后进行连接棒的置入，同时依靠器械及术者把持力以同侧及对侧双重提拉的方式进行滑脱复位（图6-21）；术后患者症状缓解满意，复查腰椎片提示内固定位置可，滑脱复位满意（图6-22）。

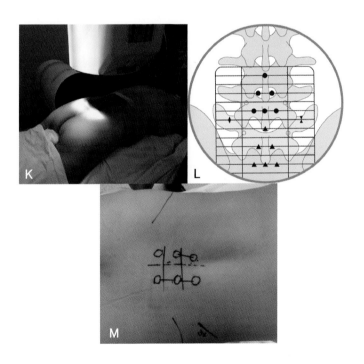

图6-18　术前定位并标记手术切口

K. 患者俯卧位，术前行腰椎正位透视；L、M. 根据透视结果，在患者体表标记出椎弓根、椎间隙体表投影位置，并标记出手术切口

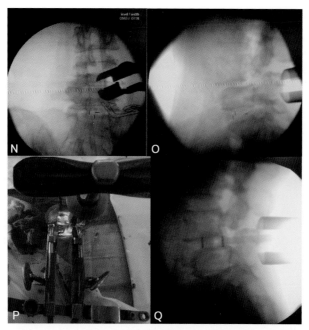

图 6-19　术中减压松解并撑开椎间隙，评估滑脱复位情况

N~Q. 完成 L5-S1 减压及融合器植入后开始处理 L4-L5 滑脱节段。先进行一侧彻底减压，松解出口神经根，并彻底松解椎间隙，撑开一侧间隙，透视评估复位情况；同时直视下确定椎弓根螺钉进钉点，置入导丝

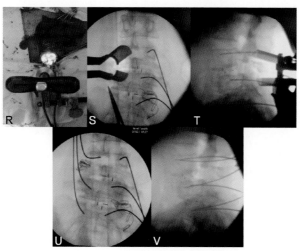

图 6-20　对侧减压松解，植入融合器，确定椎弓根螺钉进钉点

R~V. 再进行对侧彻底减压，松解峡部瘢痕及椎间隙，处理对侧间隙后植骨并植入融合器，直视下确定对侧 L4 及 L5 椎弓根螺钉进钉点，置入导丝；对侧 S1 经皮定位，置入导丝

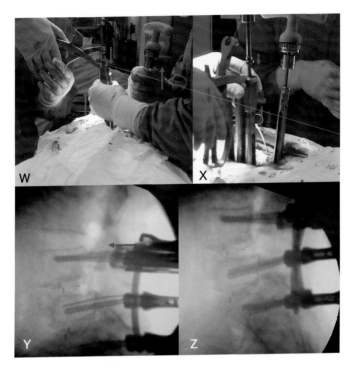

图 6-21　双重提拉进行滑脱复位

W～Z. 双重提拉（同侧＋对侧），依靠器械及术者把持力双重提拉滑脱椎体进行滑脱复位

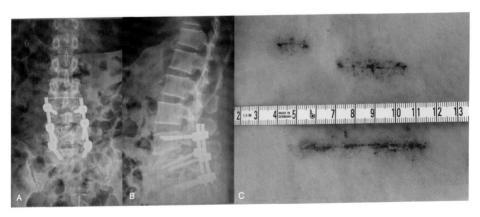

图 6-22　术后复查腰椎 X 线及切口情况

A、B. 术后患者症状缓解满意，复查腰椎正侧位片提示内固定位置可，
滑脱复位满意；C.术后切口情况

103

参考文献

［1］Birkenmaier C，Komp M，Leu H F，et al. The current state of endoscopic disc surgery：review of controlled studies comparing full-endoscopic procedures for disc herniations to standard procedures［J］. Pain Physician，2013，16(4)：335-344.

［2］Anichini G，Landi A，Caporlingua F，et al. Lumbar endoscopic microdiscectomy：where are we now? an updated literature review focused on clinical outcome，complications，and rate of recurrence［J］. Biomed Res Int，2015，2015(238)：1-14.

［3］Spetzger U，Bertalanffy H，Naujokat C，et al. Unilateral laminotomy for bilateral decompression of lumbar spinal stenosis［J］. Acta Neurochir (Wien)，1997，139(5)：392-403.

［4］顾广飞,张海龙,贺石生,等.微创经椎间孔腰椎椎体间融合术治疗腰椎管狭窄合并腰椎不稳症［J］.中华外科杂志, 2011 (12)：1081-1085.

［5］Choi W S，Oh C H，Ji G Y，et al. Spinal canal morphology and clinical outcomes of microsurgical bilateral decompression via a unilateral approach for lumbar spinal canal stenosis［J］. Eur Spine J，2014，23(5)：991-998.

［6］顾广飞,贺石生,张海龙,等.退变性腰椎管狭窄症的微创治疗策略［J］.中华骨科杂志, 2011，31(10)：1099-1103.

［7］Gu G，Zhang H，He S，et al. A novel classification and minimally invasive treatment of degenerative lumbar spinal stenosis［J］. Turk Neurosurg，2016，26(2)：260-267.

［8］Lian X F，Hou T S，Xu J G，et al. Posterior lumbar interbody fusion for aged patients with degenerative spondylolisthesis：is intentional surgical reduction essential［J］. Spine J，2013，13(10)：1183-1189.

第七章

MISTLIF 手术治疗腰椎双节段及多节段病变

第一节　腰椎双节段病变

腰椎双节段甚至多节段(≥3 个节段)病变需要行手术治疗的患者并不少见。在本书第二章 MISTLIF 手术适应证及禁忌证中讲到,早期 MISTLIF 手术主要应用于腰椎单节段病变的患者,这主要是考虑到手术时间、射线暴露及学习曲线等因素,但随着手术设备及手术技巧的不断进步,目前大部分腰椎双节段病变的患者都可以通过 MISTLIF 手术来治疗。

一、双节段 MISTLIF 手术的术前评估

对于腰椎双节段病变行 MISTLIF 手术的患者,需根据患者的临床表现及影像学特点,术前做好减压方式的评估及手术切口的选择,这对减少手术时间、术中出血及射线暴露等都具有非常重要的意义。

单侧入路双侧减压(ULBD)技术是 MISTLIF 手术中非常重要的一项技术,术前要评估手术节段能否通过 ULBD 技术达到满意的椎管减压。对于有双下肢症状且影像学表现较为严重的双侧侧方椎管狭窄(三叶草形椎管狭窄),使用 ULBD 技术对侧减压可能比较困难的患者,建议行开放手术;腰椎双节段病变中至少有一个节段为峡部裂性腰椎滑脱,需要行双侧减压松解的患者,也建议行开放手术。

采用 ULBD 技术,双节段 MISTLIF 手术减压切口的选择通常有单侧长

切口或双侧相邻节段交叉短切口(图 7-1)两种方式。单侧长切口指术者从患者一侧做切口,使用 ULBD 技术进行减压,融合器都从长切口侧植入。这种减压切口一般适合只有单侧下肢症状的患者。双侧相邻节段交叉短切口指术者从双侧做切口(例如 L4-L5 从左侧做切口,L5-S1 从右侧做切口),分别使用 ULBD 技术进行减压,融合器分别从双侧进行植入,这种方式一般适用于间歇性跛行患者或者间歇性跛行合并单侧/双侧下肢症状的患者。

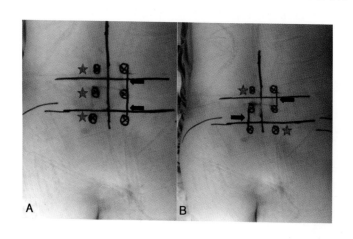

图 7-1　双节段 MISTLIF 手术两种切口示意图

A. 单侧长切口;B. 双侧相邻节段交叉短切口;"☆"处为椎弓根体表投影,需行经皮螺钉置入固定位置

采用单侧长切口,在减压完成后在减压切口处可以按传统开放手术的置钉方式直接置入 3 枚椎弓根螺钉,但对侧 3 枚螺钉需要经皮置入,且在置入 Jamshidi 针时往往会相互干扰,不能同时完成操作。为减少手术时间及射线暴露,两端的 2 枚螺钉可以同时操作并置入导丝,但中间的 1 枚螺钉需再次重复经皮置钉的操作,这样就增加了手术时间及射线暴露。

采用双侧相邻交叉短切口,在减压切口处可以按常规开放手术的置钉方式直接各置入 2 枚螺钉(共 4 枚),只余下 2 枚螺钉需经皮置入,且这 2 枚螺钉位于斜对角,术者可以同时行经皮置钉操作,互不干扰,这样就减少了射线的暴露、节约了手术时间。应用编者所在团队自主设计的皮内定位器能十分方便地确定椎弓根螺钉进钉点,进而更方便地置入螺钉,与常规经皮置钉方式相比,皮内定位器辅助下经皮螺钉的置入不仅缩短了手术时间,减少了术中出血及射线暴露，且置钉准确率相仿，经皮螺钉的置钉的具体操作及技巧见本书第八章。

二、双节段 MISTLIF 手术步骤

（1）麻醉完成后，患者俯卧位于腰桥上，腹部悬空，术前使用体表定位器定位椎弓根及椎间隙体表位置。

（2）根据术前规划标记手术切口及经皮螺钉置入的椎弓根体表投影点。

（3）单侧长切口：选择症状较重一侧做 5～6 cm 切口，置入扩张通道分别完成两个节段的减压，必要时进行单侧入路双侧减压；进行椎间植骨、融合器植入及减压切口侧直视下开口、开路并置入椎弓根螺钉引导导丝；对侧 3 枚椎弓根螺钉行经皮置入，皮内定位器辅助下置入引导导丝，位置满意后在导丝引导下置入经皮螺钉，并置入连接钛棒（图 7-2）。

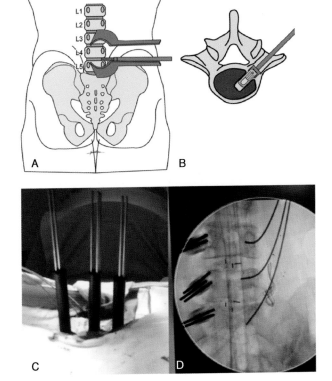

图 7-2　双节段单侧长切口手术（对侧 3 枚螺钉行经皮置入）

A、B. 双节段单侧长切口减压及融合器植入；C、D. 对侧经皮置入 3 枚椎弓根螺钉，皮内定位器辅助下选择合适的进钉点

（4）双侧相邻节段交叉短切口：病变节段一侧做约 3 cm 切口，置入扩张通道，进行减压，必要时行单侧入路对侧减压；进行椎间植骨及融合器植入，在减压切口侧直视下开口、开路并置入椎弓根螺钉引导导丝；另一节段在对侧同样做切口，重复上述减压、融合及直视下置入导丝的操作。剩余 2 枚位于斜对角的椎弓根螺钉需要经皮置入，可使用皮内定位器辅助经皮置入引导导丝，位置满意后经导丝引导完成经皮椎弓根螺钉置入，并置入连接钛棒（图 7-3）。

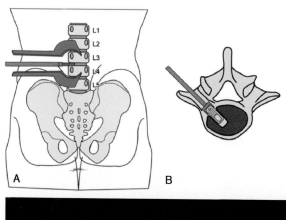

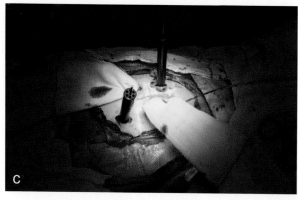

图 7-3　双节段交叉短切口手术（斜对角 2 枚螺钉行经皮置入）

A、B. 双侧相邻节段交叉短切口行减压及融合器植入；C. 位于斜对角的 2 枚椎弓根螺钉需要经皮置入，在皮内定位器辅助下选择合适的进钉点

病例分享(7-1)

病史：

患者，男性，70 岁，因"间歇性跛行伴右下肢麻木 2 年"入院。患者 2 年前无明显诱因下出现间歇性跛行伴右下肢麻木，予保守治疗；2 年来自觉症状加重，行走距离缩短，目前行走 200 m 左右就需要休息，休息后可稍缓解，如此

反复。

专科检查：

腰椎棘突旁轻压痛及叩击痛，双下肢感觉对称，肌力、肌张力正常；双侧直腿抬高试验阴性，加强试验阴性；双侧膝、腱反射正常，病理征未引出。

影像学检查：

如图7-4所示。

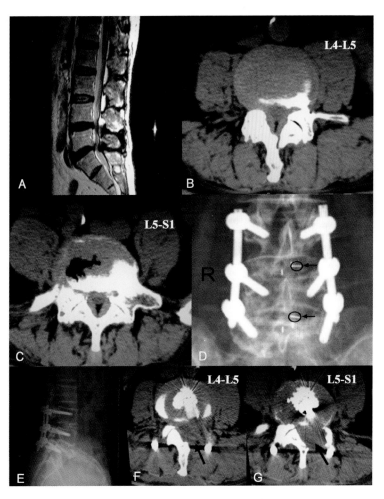

图7-4　患者手术前后影像学检查

A~C. 术前影像学提示L4-L5及L5-S1节段椎管狭窄；D、E. 术后复查腰椎正侧位片提示内固定位置良好；F、G. 术后复查腰椎CT提示椎管减压满意

诊断：

腰椎管狭窄症(L4-L5 及 L5-S1)。

病例分析：

患者老年男性，因"间歇性跛行伴右下肢麻木 2 年"入院。入院后完善相关检查，考虑症状由 L4-L5 及 L5-S1 椎管狭窄引起，拟行双节段 MISTLIF 手术。考虑到患者症状为间歇性跛行及单侧(右侧)症状，故拟选择右侧症状侧较长切口行单侧入路双侧减压、椎间融合及经皮内固定手术，术后椎管减压满意，患者症状缓解满意(图 7-4)。

病例分享(7-2)

病史：

患者，女性，61 岁，因"间歇性跛行 1 年余"入院。患者 1 年前无明显诱因下出现间歇性跛行，予保守治疗；1 年来自觉症状加重，行走距离缩短，现为进一步手术治疗收入院。

专科检查：

腰椎棘突旁轻压痛及叩击痛，双下肢感觉对称，肌力、肌张力正常；双侧直腿抬高试验阴性，加强试验阴性；双侧膝、腱反射正常，病理征未引出。

影像学检查：

如图 7-5 所示。

诊断：

腰椎管狭窄症(L4-L5 及 L5-S1)。

病例分析：

患者中老年女性，因"间歇性跛行 1 年余"入院。入院后完善相关检查，考虑症状由 L4-L5 及 L5-S1 椎管狭窄引起，拟行双节段 MISTLIF 手术。考虑到患者症状为间歇性跛行，故拟选择双侧相邻节段交叉短切口行单侧入路双侧减压、椎间融合及经皮内固定手术，术后椎管减压满意，患者症状缓解满意(图 7-5)。

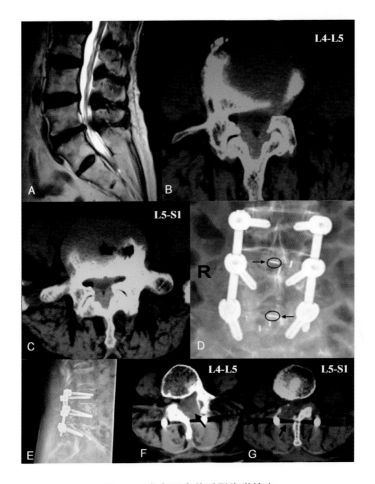

图 7-5　患者手术前后影像学检查

A～C. 术前影像学提示 L4-L5 及 L5-S1 节段椎管狭窄；D、E. 术后腰椎正侧位片提示内固定位置良好；F、G. 术后复查腰椎 CT 提示椎管减压满意

病例分享(7-3)

病史：

患者，女性，67 岁，因"腰痛伴双下肢疼痛 1 年余"入院。患者 1 年前无明显诱因下出现腰痛，伴双下肢疼痛，右下肢较重，予保守治疗；1 年来自觉症状加重，行走距离缩短，现为进一步手术治疗收入院。

专科检查：

腰椎棘突旁轻压痛及叩击痛，双下肢感觉对称，肌力、肌张力正常；双侧直腿抬高试验阴性，加强试验阴性；双侧膝、腱反射正常，病理征未引出。

影像学检查：

术前腰椎 X 线(图 7-6)提示腰椎退行性变；腰椎不稳定。术前腰椎 CT 及 MRI(图 7-7)提示 L3-L4 及 L4-L5 椎间盘突出、椎管狭窄合并腰椎不稳定。

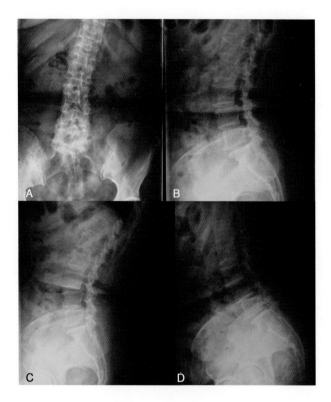

图 7-6　术前腰椎 X 线

A～D. 腰椎正侧位片及动力位片提示腰椎退行性变、腰椎不稳定

诊断：

1. 腰椎管狭窄症(L3-L4 及 L4-L5)；2. 腰椎间盘突出症；3. 腰椎不稳定。

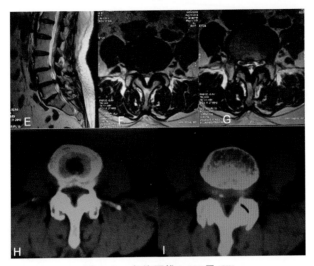

图 7-7　术前腰椎 MRI 及 CT

E～I. 腰椎 MRI 及 CT 提示 L3-L4 及 L4-L5 椎间盘突出、椎管狭窄合并腰椎不稳定

病例分析：

患者中老年女性，因"腰痛伴双下肢疼痛 1 年余"入院。入院后完善相关检查，考虑症状由 L3-L4 及 L4-L5 椎管狭窄、腰椎间盘突出合并腰椎不稳定引起，予行双节段 MISTLIF 手术，术后患者内固定位置良好，症状缓解满意（图 7-8）。

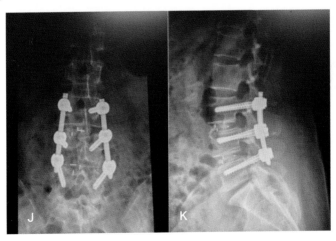

图 7-8　术后复查腰椎 X 线

J、K. 术后 3 天复查腰椎正侧位片提示内固定位置良好

第二节　腰椎多节段病变

腰椎多节段病变是 MISTLIF 手术的相对禁忌证。多节段 MISTLIF 手术可能存在以下几个问题：①手术过程中需要减压的节段较多,术中需要多次重复放置减压通道,造成手术耗时长；②多节段 MISTLIF 手术中,通常有多枚椎弓根螺钉需要经皮置入,使得手术过程较为烦琐,且医患射线暴露多；③多节段 MISTLIF 手术经皮置入连接棒也是一个不小的挑战,螺钉要尽量在一条直线上,这样对经皮置钉又提出了更高的要求,特别是对于腰椎退变较为严重,合并侧弯等畸形的患者,经皮置入连接棒有时较为困难；④手术时间长,术中需要反复操作 C 臂进行透视,也增加了手术感染的风险。

腰椎多节段病变行 MISTLIF 手术,术前要进行充分的评估,要考虑相比于传统开放手术,该术式能否让患者真正获益。当然,MISTLIF 手术中手术时间、射线暴露等问题和术者的操作水平密切相关,术前良好的手术设计及娴熟的手术技巧是减少手术时间、保证手术疗效的关键。

病例分享(7-4)

病史：

患者,男性,63 岁,因"腰痛伴双下肢疼痛麻木 5 年余,加重 1 年"入院。患者 5 年前无明显诱因下出现腰痛,伴双下肢疼痛麻木,以右下肢为主,予保守治疗,效果欠佳；本次入院前 1 年,自觉右下肢疼痛麻木较前加重,伴行走距离缩短,现为进一步手术治疗收入院。

专科检查：

腰椎棘突旁轻压痛及叩击痛,右小腿后外侧感觉减退,肌力、肌张力正常；右侧直腿抬高试验 30°阳性,加强试验阳性,左下肢直腿抬高试验阴性；双侧膝、腱反射减弱,病理征未引出。

影像学检查：

术前腰椎 X 线(图 7-9)提示腰椎退行性变,腰椎不稳定。术前腰椎 CT

及 MRI(图 7-10、图 7-11)提示 L3-L4、L4-L5 及 L5-S1 椎间盘突出合并椎管狭窄。

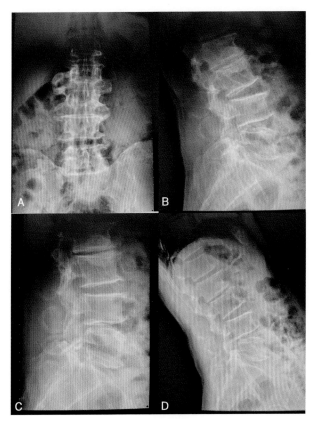

图 7-9　术前腰椎 X 线

A~D. 腰椎正侧位片及腰椎动力位片提示腰椎退行性变、腰椎不稳定

诊断:

1. 腰椎管狭窄症(L3~S1);2. 腰椎间盘突出症;3. 腰椎不稳定。

病例分析:

患者中老年男性,因"腰痛伴双下肢疼痛麻木 5 年余,加重 1 年"入院。入院后完善相关检查,考虑症状由腰椎管狭窄及腰椎不稳定引起,予行 L3~S1节段 MISTLIF 手术,术后随访患者症状缓解满意,内固定位置良好(图7-12)。

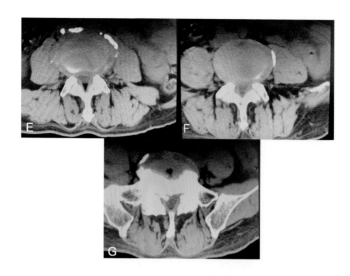

图 7-10　术前腰椎 CT

E～G. 腰椎 CT 提示 L3-L4、L4-L5 及 L5-S1 椎间盘突出合并椎管狭窄

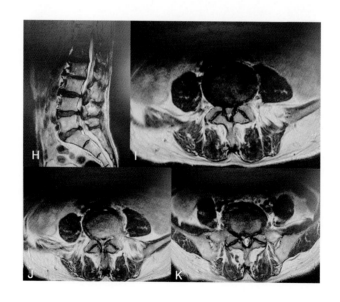

图 7-11　术前腰椎 MRI

H～K. 腰椎 MRI 提示 L3-L4、L4-L5 及 L5-S1 椎间盘突出合并椎管狭窄

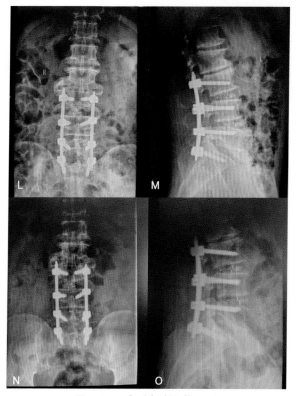

图 7-12　术后复查腰椎 X 线

L、M. 术后 3 天复查腰椎正侧位片提示内固定位置良好；
N、O. 术后半年复查腰椎正侧位片提示内固定位置良好

参考文献

［1］ Gu G，Zhang H，Fan G，et al. Comparison of minimally invasive versus open transforaminal lumbar interbody fusion in two-level degenerative lumbar disease［J］. Int Orthop，2014，38(4)：817-824.

［2］ Zhao Y，Zhu Y，Zhang H，et al. Comparison of bilateral versus unilateral decompression incision of minimally invasive transforaminal lumbar interbody fusion in two-level degenerative lumbar diseases［J］. Int Orthop，2018，42(12)：2835-2842.

［3］ Gu G，Zhang H，Fan G，et al. Clinical and radiological outcomes of unilateral versus bilateral instrumentation in two-level degenerative lumbar diseases［J］. Eur Spine J，2015，24(8)：1640-1648.

第八章

经皮椎弓根螺钉固定技术

MISTLIF 手术在完成一侧的减压和融合器的植入以后，在减压侧可以在直视下直接进行开口、开路，行椎弓根螺钉引导导丝的置入，待透视确认导丝位置良好后，可行椎弓根螺钉的置入。在减压对侧可以选择小切口经肌间隙入路直视下置钉，也可以选择经皮置钉，编者一般采用经皮置钉的方式。经皮椎弓根螺钉固定技术（简称"经皮螺钉"）是临床上较为常用的脊柱微创技术之一，故在本章简单介绍。

第一节　经皮椎弓根螺钉固定技术的优势与不足

经皮椎弓根螺钉固定技术具有微创手术的优点，与常规置钉技术相比具有手术创伤小、术中出血少、术后疼痛轻等优势，由于其明显减少了对椎旁肌肉的剥离和牵拉，减轻了术后肌肉瘢痕的形成及失神经支配，这样也降低了手术后腰背部疼痛无力的发生率。

经皮椎弓根螺钉固定技术也存在一定的缺陷。首先，在经皮置钉过程中医患双方射线暴露较多。在经皮置钉过程中，由于手术医生无法像常规开放手术置钉一样能清楚辨识解剖标志，只能依靠触觉反馈及透视引导，在狭小切口内要确定合适的进钉点及在 Jamshidi 针进入椎体的过程中要确保导针在正确安全的位置，这些操作都非常依赖透视，这样势必增加了射线的暴露。其次，经皮螺钉置入技术对术者要求较高，具有一定的学习曲线，要求术者对脊柱解剖及影像学都熟练掌握。对于肥胖、骨质疏松或合并脊柱畸形的患者,通常由于透视不清、解剖标志辨识困难、位置深在等因素更增加了操作的难度,同时透视次数也会更多。还有,经皮椎弓根螺钉一般为万向螺钉,其经皮矫形的力量有限,对于一些脊柱创伤和畸形的患者可能达不到很好的矫形效果。

经皮椎弓根螺钉固定技术具有一定的学习曲线,在置入过程中要时刻注意防范并发症的发生。经皮椎弓根螺钉固定技术较为常见的并发症有:①脊髓和硬膜囊的损伤。脊髓和硬膜囊损伤往往是由于进钉点偏内或进钉时内倾角过大,造成的锐性损伤,这就要求术中透视时穿刺针在正位影像到达椎弓根内缘时,侧位片上穿刺针要超过椎体后缘,以确保安全。②神经根损伤。神经根的损伤通常是因为经皮螺钉偏内、偏下造成的,这就要求穿刺针的位置"宁外勿内,宁上勿下",在拧螺钉前一定要透视确认导丝的位置,拧入过程中要始终顺着导丝方向,导丝不要成角或改道。③腹腔脏器和大血管损伤。腹腔脏器和大血管损伤一般不常见,但一旦出现往往是灾难性的。在经皮螺钉拧入的过程中,因为骨质疏松或导丝与螺钉成角等原因,螺钉拧入时将引导导丝一并带入,导丝可穿破椎体前缘皮质,造成腹腔脏器和大血管的损伤(图8-1)。骨质疏松较为严重的患者,在拧入经皮螺钉的过程中可能"手感"并不明显,要注意防止螺钉改道,这时可以边拧螺钉边退导丝,并及时透视以监视螺钉的方向与深度。④经皮螺钉对关节突关节的侵扰。在经皮置钉的过程中,如果经皮螺钉的手术切口偏内,在经皮穿刺或经皮拧入螺钉的过程中就较难给出内倾角,特别是对于部分肥胖或肌肉组织较发达的患者,选择合适的进针点及内倾角往往更困难,这样就容易造成关节突关节的侵扰。经皮置钉的时候,术者可以根据患者体型将经皮置钉的手术切口适当外移,使得经皮螺钉能以较大角度从椎弓根外侧进入,螺钉拧入得不要太深,以免影响上位关节突关节,这可能是减少关节突关节侵扰的方法。⑤术后严重腰痛。经皮椎弓根螺钉置入术后极少数患者可出现较为严重的腰痛,经过常规药物治疗无效后,要考虑脊神经后内侧支卡压可能,这时可先行脊神经后内侧支阻滞术,以起到诊断和治疗的作用。如果阻滞术后疼痛缓解,而后再发,可考虑行脊柱内镜下脊神经后内侧支毁损术。

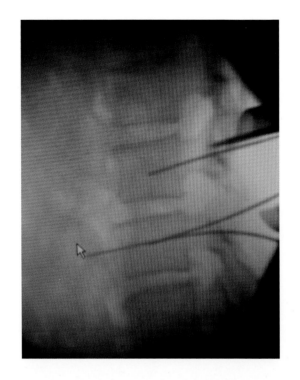

图 8-1　导丝穿破椎体前缘骨质,易损伤腹腔脏器及大血管

　　经皮椎弓根螺钉对关节突关节的侵扰也越来越受到大家的关注。经皮螺钉与传统开放手术螺钉对邻近关节突关节的侵扰率,文献报道差异较大。开放手术关节突关节侵扰率与椎弓根螺钉置钉方法有关。Shah 等采用 Wiltse 入路,严格选择进钉点,关节突关节的侵扰率仍然高达 $32\%\sim35\%$。Moshirfar 等对 256 例开放手术进行研究,发现关节突关节总侵扰率为 15%。近年来,大量文献报道经皮椎弓根螺钉技术相较于传统开放椎弓根螺钉置钉技术,其关节突关节侵扰率高,且顶椎的关节突侵扰会增加再手术率。椎弓根螺钉对上位关节突关节的侵扰是导致邻近节段病变(adjacent segment disease, ASD)的重要原因之一。因此,评判经皮椎弓根螺钉技术的安全性和准确性,不仅要观察椎弓根螺钉是否侵入椎管或破坏椎弓根,关节突关节的侵扰也是重要的指标。

第二节　经皮椎弓根螺钉置入方法的改进

经皮椎弓根穿刺是经皮螺钉置入手术中的关键环节。经皮椎弓根穿刺通常在C臂透视引导下进行,首先需要通过透视来确定理想的椎弓根穿刺进针点。传统椎弓根穿刺进针点依靠徒手穿刺反复试错的方法确定,该方法对术者操作手感要求高,同时需要反复透视,存在射线暴露大的问题。

针对经皮椎弓根螺钉置入过程中射线暴露多,穿刺进针点调整较为烦琐的问题,编者所在团队设计了经皮椎弓根螺钉置入皮内定位器。该定位器可以帮助医生快速准确定位椎弓根穿刺进针点。第一代皮内定位器设计如图8-2所示,为长约12 cm,直径约1.5 cm的圆筒状结构。圆筒状主体结构由可透X线的硬质塑料材料制成,圆筒一端镶嵌有3个金属爪子,以便固定在椎

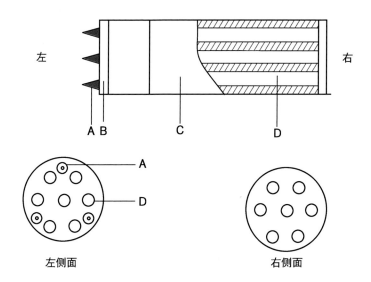

图 8-2　第一代皮内定位器设计示意图

A. 定位器一侧镶嵌有3个金属爪子,便于定位器固定在椎弓根表面;B. 不透X线的金属材料,中间排列7个空心通道;C. 定位器主体,可透X线,由高分子材料制造;D. 中间空心通道,能容纳常用克氏针

弓根表面,圆筒中间有 7 个空心通道组成。空心通道的直径略大于 Jamshidi 针直径,能容纳常用克氏针。该皮内定位器可用等离子消毒,以循环使用。第二代改进后的皮内定位器由高分子材料制成的定位藕杆、克氏针、Jamshidi 针及尾帽组成(图 8-3)。术者使用体表定位器及皮内定位器能比较方便地确定椎弓根螺钉的穿刺进针点,特别适用于肥胖患者经皮螺钉的置入,因为肥胖患者通常软组织较厚而透视欠清,并且其位置较深、操作困难,而使用皮内定位器能有效区分穿刺进针点,从而达到准确穿刺与置钉的目的。

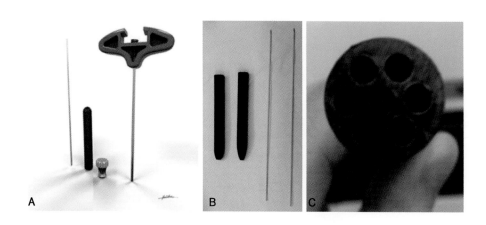

图 8-3　第二代皮内定位系统实物图

A～C. 第二代皮内定位器包含定位藕杆、克氏针、Jamshidi 穿刺针及尾帽

1. 术前定位标记切口

患者麻醉完成后,俯卧位于腰桥上,术前将体表定位器粘贴于大致手术区域,正位透视后根据体表定位器标记出椎弓根、椎间隙体表投影的位置,标记经皮螺钉手术切口(图 8-4)。

2. 经皮置入导丝

根据术者习惯,可在减压前或减压完成后置入经皮椎弓根螺钉。先在体表标记的手术切口处插入长针头,透视确认位置后做切口,然后插入克氏针并固定于骨面,行正侧位透视,根据透视影像插入定位藕杆并进行克氏针的调整,可以根据需要利用藕杆的通道进行上、下或内、外的微调,调整后透视

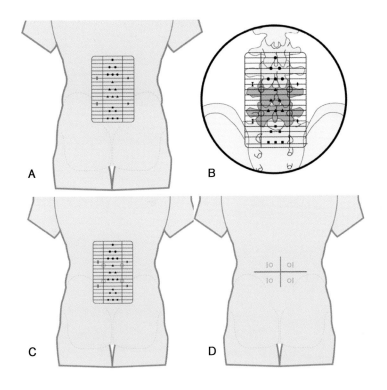

图 8-4 经皮椎弓根螺钉固定技术术前定位示意图

A. 术前将体表定位器粘贴固定于手术区域；B. 正位透视后识别解剖结构；C. 根据体表定位器标记出需固定的椎弓根投影的位置；D. 标记出椎弓根及椎间隙体表投影的位置，标记经皮螺钉手术切口

找到合适的置钉通道；也可以插入多根克氏针后进行透视，根据透视影像确定合适位置的克氏针，然后置入穿刺针外套管及尾帽；根据透视影像，适当敲击后更换为 Jamshidi 穿刺针，穿刺针到位后取出内芯，置入经皮螺钉的引导导丝(图 8-5)。

3. MISTLIF 手术经皮置钉操作

MISTLIF 手术中使用皮内定位器进行经皮螺钉置入的具体操作见图8-6。

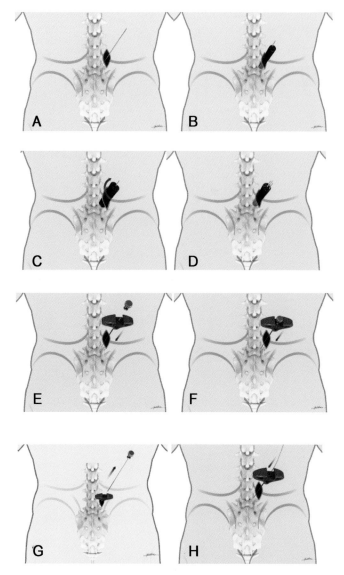

图 8-5　使用皮内定位器经皮置入导丝的过程

A. 根据体表定位做切口，置入克氏针并固定于骨面，行正侧位透视；B. 根据透视影像进行克氏针调整，插入定位藕杆；C. 旋转定位藕杆，找到合适的置钉通道；D. 也可以插入多根克氏针后进行透视，根据透视影像寻找合适位置的克氏针；E. 置入穿刺针外套管及尾帽；F. 根据透视影像，适当敲击置入 Jamshidi 穿刺针；G. 穿刺针到位后取出内芯；H. 置入经皮螺钉的引导导丝

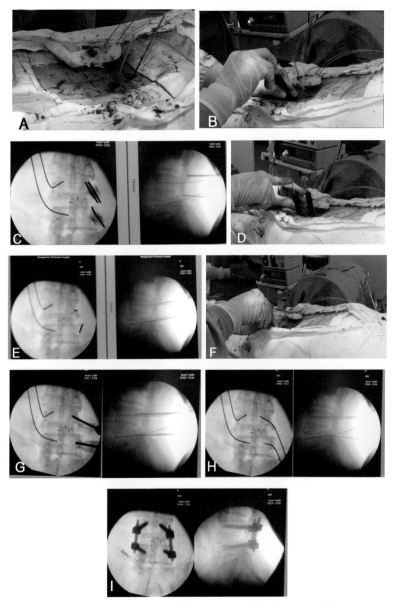

图 8-6 MISTLIF 手术中使用皮内定位器进行经皮螺钉置入

A. 在体表定位的椎弓根投影位置置入克氏针,并固定于骨面;B. 根据透视结果,插入皮内定位器进行调整;C. 透视评估克氏针位置;D. 根据透视结果调整克氏针;E. 挑选出合适位置的克氏针;F. 插入穿刺针;G. 透视监视穿刺针的位置;H. 穿刺针到位后,更换为导丝,再次透视确认导丝位置良好;I. 导丝引导下经皮拧入空心椎弓根螺钉,并安装连接棒

第三节　导航引导下经皮椎弓根螺钉置入技术

手术导航(image guided surgery，IGS)于 20 世纪 80 年代首先应用于神经外科，随后逐渐应用于脊柱外科、关节外科等手术中。IGS 能在术中实时提供手术部位的三维信息，对手术过程实施全程示踪，具有肉眼和透视技术无可比拟的优势。既往导航技术常用于上颈椎、胸椎或脊柱畸形等较为复杂的手术，但随着手术向微创化、智能化方向的发展，经皮椎弓根螺钉固定技术也可以在导航辅助下完成。

患者俯卧位于可透射线手术床(也可用 Jackson 手术床)，根据手术室布局选择合适的位置摆放 O 臂机、红外感应器、导航工作站和监视器等设备。患者常规消毒铺巾后，先安装参考架，行经皮椎弓根螺钉固定时参考架可固定于髂后上棘，参考架安装的位置不要干扰经皮螺钉的置入。参考架固定后，行 O 臂扫描，扫描完成后术中影像可直接加载至导航系统。完成各项手术工具注册，如 Jamshidi 穿刺针、丝攻、置钉器等。在监视器上确认椎弓根螺钉的轨迹，切开皮肤、筋膜，导航引导下置入 Jamshidi 穿刺针，到位后置入导丝，导丝引导下进行丝攻或直接导航下丝攻，再在导航引导下经皮置入螺钉。手术结束时进行影像确认，保证内置物位置良好(图 8-7)。

导航技术能帮助医生更精准地置入经皮螺钉，同时减少射线暴露。但导航使用过程中通常需要安装参考架，参考架一般固定在患者棘突或髂后上棘等位置，这无疑增加了患者的创伤。尽管 O 臂导航可以提供精准的导航，降低术者的射线暴露，但并没有减少患者的射线暴露，并且 O 臂、导航等设备价格十分昂贵，推广比较困难。另外，椎弓根穿刺路径周围分布着重要的血管神经，医生在导航引导下进行经皮椎弓根螺钉置入的操作仍然不是实时监测的，仍有血管、神经损伤的风险，一旦出现血管神经损伤，可能造成不可挽回的后果。

为了减少或避免术中透视带来的电离辐射，增加操作的实时性，编者所在团队利用超声容积导航技术(ultrasound volume navigation，UVN)对经皮

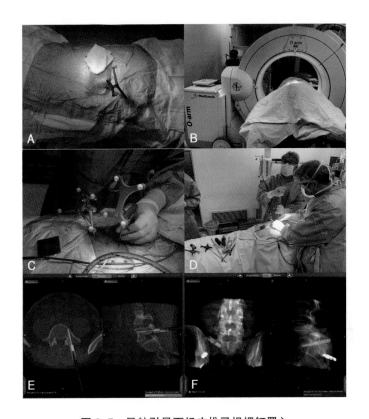

图 8-7　导航引导下经皮椎弓根螺钉置入

A. 将参考架固定于患者髂后上棘的位置；B. 行 O 臂扫描，扫描完成后将数据直接加载至导航系统；C. 导航引导下置入 Jamshidi 穿刺针；D～F. 导航引导下经皮置钉

椎弓根螺钉的置入进行了探索(图 8-8)，并取得了一定的经验。UVN 技术是在超声查找靶点过程中，使用电磁场跟踪系统，结合先前采集的 CT 或 MRI 的三维数据进行图像配准融合，协助医生在实时超声图像中更快地找到目标部位。在脊柱手术中，可以通过实时超声图像与术前腰椎三维 CT 图像配准融合来辨识及定位脊柱解剖位置。根据编者的实践经验，发现目前 UVN 技术在经皮螺钉置入中的应用主要存在以下问题：患者术前接受 CT 或 MRI 等影像学检查时的体位与手术体位通常不同。手术前行腰椎 CT 或 MRI 检查一般为仰卧位，而患者手术体位为俯卧位，并且术中俯卧时需要腹部尽量悬空、垫腰桥，以减轻腹部压力、减少术中出血，同时张开棘突与间隙，便于术

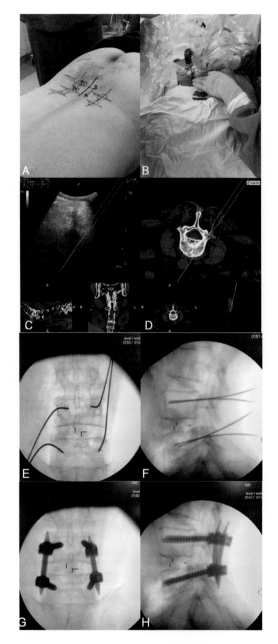

图 8-8　UVN 引导经皮椎弓根螺钉置入

A. 术前定位并标记手术切口及经皮置钉位置；B～D. UVN 引导下经皮椎弓根穿刺；E、F. 正侧位导丝位置；G、H. 经皮置入螺钉后正侧位图像

中操作。即使患者术前行俯卧位检查，也难以保证和术中体位完全一致，这样就不可避免地存在偏差；并且，目前 UVN 普遍采用外定标的方式，这种外定标的配准方式通常精度偏低，需要反复配准修正，还易受患者的呼吸、运动等影响。因此，以后的工作中还需要进一步研究定标方法及配准算法来提高配准精度，使得 UVN 技术能更好地应用于经皮螺钉置入手术中。

参考文献

［1］ Kim D Y，Lee S H，Chung S K，et al. Comparison of multifidus muscle atrophy and trunk extension muscle strength：percutaneous versus open pedicle screw fixation［J］. Spine (Phila Pa 1976)，2005，30(1)：123-129.

［2］ Ringel F，Stoffel M，Stüer C，et al. Minimally invasive transmuscular pedicle screw fixation of the thoracic and lumbar spine［J］. Neurosurgery，2006，59(4)：361-367.

［3］ Peng C W，Yue W M，Poh S Y，et al. Clinical and radiological outcomes of minimally invasive versus open transforaminal lumbar interbody fusion［J］. Spine (Phila Pa 1976)，2009，34(13)：1385-1389.

［4］ Shunwu F，Xing Z，Fengdong Z，et al. Minimally invasive transforaminal lumbar interbody fusion for the treatment of degenerative lumbar diseases［J］. Spine (Phila Pa 1976)，2010，35(17)：1615-1620.

［5］ Park Y，Ha J W. Comparison of one-level posterior lumbar interbody fusion performed with a minimally invasive approach or a traditional open approach［J］. Spine (Phila Pa 1976)，2007，32(5)：537-543.

［6］ Rampersaud Y R，Foley K T，Shen A C，et al. Radiation exposure to the spine surgeon during fluoroscopically assisted pedicle screw insertion［J］. Spine (Phila Pa 1976)，2000，25(20)：2637-2645.

［7］ Shah R R，Mohammed S，Saifuddin A，et al. Radiologic evaluation of adjacent superior segment facet joint violation following transpedicular instrumentation of the lumbar spine［J］. Spine (Phila Pa 1976)，2003，28(3)：272-275.

［8］ Moshirfar A，Jenis L G，Spector L R，et al. Computed tomography evaluation of superior-segment facet-joint violation after pedicle instrumentation of the lumbar spine with a midline surgical approach［J］. Spine (Phila Pa 1976)，2006，31(22)：

2624-2629.

［9］ Patel R D, Graziano G P, Vanderhave K L, et al. Facet violation with the placement of percutaneous pedicle screws[J]. Spine (Phila Pa 1976), 2011, 36(26): 1749-1752.

［10］ Babu R, Park J G, Mehta A I, et al. Comparison of superior-level facet joint violations during open and percutaneous pedicle screw placement[J]. Neurosurgery, 2012, 71(5): 962-970.

［11］ Jones-Quaidoo S M, Djurasovic M, Owens R K, et al. Superior articulating facet violation: percutaneous versus open techniques[J]. J Neurosurg Spine, 2013, 18(6): 593-597.

［12］ Aota Y, Kumano K, Hirabayashi S. Postfusion instability at the adjacent segments after rigid pedicle screw fixation for degenerative lumbar spinal disorders[J]. J Spinal Disord, 1995, 8(6): 464-473.

［13］ Park P, Garton H J, Gala V C, et al. Adjacent segment disease after lumbar or lumbosacral fusion: review of the literature[J]. Spine (Phila Pa 1976), 2004, 29(17): 1938-1944.

［14］ Wang H, Ma L, Yang D, et al. Incidence and risk factors of adjacent segment disease following posterior decompression and instrumented fusion for degenerative lumbar disorders[J]. Medicine (Baltimore), 2017, 96(5): 6032-6032.

［15］ Kim T H, Lee B H, Moon S H, et al. Comparison of adjacent segment degeneration after successful posterolateral fusion with unilateral or bilateral pedicle screw instrumentation: a minimum 10-year follow-up [J]. Spine J, 2013, 13 (10): 1208-1216.

［16］ 刘新宇, 原所茂, 田永昊, 等. 微创经椎间孔腰椎椎体间融合术内固定相关并发症及对策. 中华骨科杂志[J]. 2016, 36(22): 1426-1434.

［17］ Gu G, Zhang H, He S, et al. Percutaneous Pedicle Screw Placement in the Lumbar Spine: A Comparison Study Between the Novel Guidance System and the Conventional Fluoroscopy Method[J]. J Spinal Disord Tech, 2015, 28(9): 522-527.

［18］ Yang G, Liu J, Ma L, et al. Ultrasound-guided versus fluoroscopy-controlled lumbar transforaminal epidural injections: a prospective randomized clinical trial[J]. Clin J Pain, 2016, 32(2): 103-108.

［19］ Zhao Y, Bo X, Wang C, et al. Guided punctures with ultrasound volume navigation in percutaneous transforaminal endoscopic discectomy：a technical note［J］．World Neurosurg，2018，119：77-84.

［20］Zhao Y，Yan N，Yu S，et al. Reduced radiation exposure and puncture time of percutaneous transpedicular puncture with real-time ultrasound volume navigation［J］．World Neurosurg，2018，119：997-1005.

第九章
MISTLIF 手术并发症的预防与处理

MISTLIF 手术通常在微创通道下完成，术野狭小，照明较差，学习曲线较长，因此手术并发症的发生风险相对较高。综合文献及编者经验，现将 MISTLIF 手术常见并发症的预防与处理归纳如下。

一、手术节段定位错误

手术节段定位错误在胸椎手术中较为常见，在腰椎手术中也时有发生。容易发生定位错误的情况主要有以下两类：①存在腰骶移行椎的患者。这类患者术前一定要仔细阅片，可以通过全脊柱 MRI 来判定移行椎，从 C2 开始由头侧向尾侧计数，而不是从 L5 开始由尾侧向头侧计数。术者要将术中通过透视得到的腰椎正侧位片与术前腰椎片及 MRI 仔细比较，确定手术节段，避免定位错误。②腰椎前凸较大或腰骶角较大的患者。这类患者行 L5-S1 节段手术时，容易出现定位错误。对于这类患者，术前定位标记手术切口后，在消毒完毕进行皮肤切开之前，务必使用长针头再次定位确认手术节段。术者根据长针头透视的位置，必要时可以调整切口的位置，同时也能了解椎间隙方向及通道和置钉的方向。在通道放置完成后，编者一般会再次透视确认手术节段，确保万无一失。

二、硬膜囊撕裂

由于通道下操作空间小及照明条件差等原因，文献报道 MISTLIF 手术硬膜囊撕裂的平均发生率可达 8%。硬膜囊撕裂通常发生在减压过程中，对于粘连比较严重的患者要小心操作。如果出现硬膜囊撕裂，只要撕裂口不大,马尾神经没有疝出到撕裂口以外,一般无需特殊处理或只需用生物蛋白胶等进行覆盖即可。如果撕裂口较大,出现马尾神经从裂口疝出,则需要先将马尾神经回纳,再进行硬膜修补。通道下进行硬膜修补往往比较困难,必要时可扩大切口或转为开放手术。

预防硬膜囊撕裂的措施:①术者使用头灯、带光吸引器或显微镜等工具,以改善术野的照明条件。②术中使用骨刀或枪钳进行减压的时候,小心操作,防止误损伤。切除黄韧带前,先用神经剥离子或钩子进行探查,小心分离神经根、硬膜囊和黄韧带之间可能存在的粘连,分离粘连后再进行操作。对于粘连较为严重的患者,完成满意的神经减压后,不要再盲目剥离和切除神经根、硬膜囊周围的瘢痕组织,以防硬膜囊撕裂和神经损伤。

三、神经损伤

神经损伤是 MISTLIF 手术非常严重的并发症,要极力规避。MISTLIF 手术神经损伤的常见原因包括:①减压过程中,枪钳、神经剥离子、神经拉钩等手术器械对炎症水肿的神经根反复激惹。②椎管内操作时对马尾神经及神经根的侵扰;神经拉钩对神经根或硬膜囊的牵拉损伤;减压和融合过程中出现神经根损伤,特别是出口神经根损伤。在椎间孔狭窄或极外侧椎间盘突出的患者中,术者对出口神经根减压时易出现神经损伤;在腰椎滑脱的患者中,由于滑脱引起 Kambin 三角变小,出口神经根和走行神经根较为接近,融合器植入时容易因为空间不够而造成出口神经根损伤。③经皮螺钉置入过程中对神经根、硬膜囊的刺激损伤和误置的椎弓根螺钉对神经根的直接损伤。

预防神经根损伤的措施包括:①充分显露 Kambin 三角,枪钳减压时紧贴骨面,多用神经剥离子和钩子探查,避免潜行操作时误损伤神经根和硬膜囊。②术前明确病理改变与临床症状之间的关系,重点解除造成神经损害的致压组织,既要充分减压也要防止盲目扩大减压范围。③对于退变性腰椎滑脱的患者,可行单侧减压或单侧入路双侧减压,无症状侧可不减压;对于峡部裂性腰椎滑脱的患者,通常峡部瘢痕较重,需要进行双侧减压,通常选择临床症状较重侧放置融合器,术中切忌暴力复位而造成神经损伤。④对于Ⅱ度及以上滑脱,尤其是椎间隙明显狭窄者,可以先在无症状侧或症状较轻侧进行减压,注意清除峡部瘢痕组织和减压出口神经根。然后紧贴下位椎弓根上缘用硬质神经剥离子探及椎间隙,在透视引导下逐级撑开间隙并用撑开器维持其适当高度,通过对侧完成椎间隙植骨融合。如果间隙撑开困难,切忌暴力操作,以免损伤终板,必要时放弃植入融合器。⑤术中尽可能减少助手牵拉神经组织,真正的 MISTLIF 手术由于比较偏外,在处理间隙及融合器植入过程中几乎不牵拉神经组织,本书介绍的手术方法相对偏内,但一般神经牵拉不重,为防止牵拉损伤,助手切勿持续牵拉神经,要做到张弛有度。⑥术中彻底止血,特别是椎间盘表面的血管要仔细处理,避免因为出血致术野不清晰,盲目操作而造成神经损伤。手术结束后,探查神经根管,防止碎骨粒挤压神经根;安放负压引流管,防止硬膜外血肿形成。⑦术中遇到严重的瘢痕粘连时,在保证神经充分减压后,不要盲目剥离和切除神经根、硬膜囊周围的瘢痕组织,以免出现神经损伤。⑧准确识别椎弓根形态及其变异,术中正确利用透视引导进行椎弓根螺钉置入。⑨术前仔细阅片和查体,术中遇到神经根变异畸形而影响椎间隙处理和融合器植入时,果断转开放手术。

四、短暂性下肢麻木

短暂性下肢麻木是 MISTLIF 手术最为常见的并发症,一般不需要特殊处理,绝大多数患者术后 1 个月内症状消失,无神经功能后遗症。短暂性下肢麻木发生的具体原因尚不清楚,有学者认为是神经压迫解除后的缺血再灌注损伤,也有学者认为短暂性下肢麻木本身就是神经损伤的表现,与术中手术器械对神经的挤压、激惹及对神经节的刺激有关。

五、经皮椎弓根螺钉固定技术相关并发症

经皮椎弓根螺钉固定技术相关的并发症在本书第八章中已有阐述,这里不再赘述。

六、融合器后退

导致融合器后退的高危因素有:椎间隙处理欠佳、后方固定不牢固(不固

定或单侧固定），手术部位在 L5-S1 节段、椎间隙较高、腰椎不稳定、多节段腰椎融合手术、腰椎侧位片上"梨形"椎间隙、使用子弹头融合器及融合器偏小等。

　　椎间隙的形态是导致融合器后退的重要原因之一。融合器植入"梨形"椎间隙后，其在矢状位上与椎间隙终板贴附较差，融合器与终板间不稳定。L5-S1 节段"梨形"椎间隙通常前方宽、后方窄，椎间隙前方宽易导致融合器与终板接触困难，后方窄在处理间隙时易出现损伤椎间隙后缘终板，并且术者可能会因为后缘椎间隙狭窄而选择较小型号的融合器（图 9-1）。

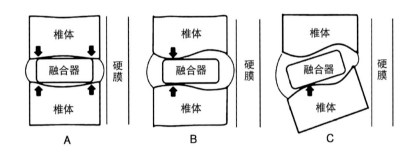

图 9-1　融合器与不同类型椎间隙在腰椎矢状位上的稳定性示意图

图中箭头表示融合器与终板接触的点。A. 普通椎间隙，融合器在矢状位上存在 4 个角与上下终板接触受力；B. "梨形"椎间隙（前窄后宽），融合器在矢状位上只有 2 点与上下终板接触受力，使得终板与融合器之间存在不稳定，易导致融合器后退；C. "梨形"椎间隙，椎间盘角度较大（前宽后窄），融合器与上下终板之间更加不稳定，前宽后窄的椎间隙形态使得术者较难选择合适的融合器
［引自：Kimura H，Shikata J，Odate S，et al. Risk factors for cage retropulsion after posterior lumbar interbody fusion：analysis of 1070 cases. Spine (Phila Pa 1976)，2012，37(13)：1164-1169.］

　　文献报道融合器后退与椎间盘后缘高度（posterior disc height，PDH）、融合器材质及形状密切相关。PDH 超过 6 mm 时融合器后退比例增加，生物可吸收融合器的移位及不融合的发生率相对较高，并且方形融合器较子弹型融合器稳定性更好（图 9-2）。

七、对侧症状

　　对侧症状是指 MISTLIF 术后出现对侧神经症状或神经症状加重的情况。常见原因有：①对侧髓核突出，椎间隙高度恢复欠佳。②椎间融合器植

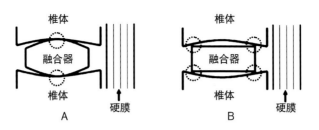

图 9-2　子弹型融合器与方形融合器接触终板的矢状位示意图

A. 子弹型融合器在凸面顶部接触终板,受力欠稳定;B. 方型融合器在终板的四个角处与终板接触,受力更稳定

[引自:Aoki Y,Yamagata M,Nakajima F,et al. Examining risk factors for posterior migration of fusion cages following transforaminal lumbar interbody fusion:a possible limitation of unilateral pedicle screw fixation[J]. J Neurosurg Spine,2010,13(3):381-387.]

入位置不当,过于靠近减压侧或腹侧,椎间加压过程中可导致对侧椎间孔及神经根管狭窄程度的进一步加剧,进而引起对侧神经症状。③椎间隙撑开不够,椎间融合器选择不当。融合器高度过低时,无法实现对侧椎间孔的间接减压,并且可导致部分狭窄的椎间孔高度及面积的进一步减小,而过高的融合器通常更靠近减压侧,椎间加压后造成对侧椎间孔狭窄程度的增加及神经根的压迫。④植骨粒在椎间融合器植入过程中被挤压至对侧神经根管或椎间孔,产生神经根压迫症状。⑤术中对侧神经根遭受一过性侵扰或较轻程度压迫而产生症状。

大多数 MISTLIF 术后出现对侧症状的患者可通过消肿镇痛、营养神经等保守治疗的方式获得缓解,但部分保守治疗效果不佳,影像学上存在明显机械性压迫的患者,可能需要手术处理。

八、其他并发症

MISTLIF 手术与传统开放手术一样还存在发生其他并发症的可能,如术后硬膜外血肿、术后残留腰腿痛、内固定失败、脊柱不融合及术后感染等,这里不再赘述。

参考文献

[1] Fourney D R,Dettori J R,Norvell D C,et al. Does minimal access tubular assisted

spine surgery increase or decrease complications in spinal decompression or fusion[J]. Spine (Phila Pa 1976)，2010，35(9)：57-65.

[2] 朱晓龙,王建,周跃,等.微创经椎间孔腰椎体间融合术的围手术期并发症[J].中国脊柱脊髓杂志,2016，26(4)：304-309.

[3] Kimura H，Shikata J，Odate S，et al. Risk factors for cage retropulsion after posterior lumbar interbody fusion：analysis of 1070 cases[J]. Spine (Phila Pa 1976)，2012，37(13)：1164-1169.

[4] Corniola M V，Jägersberg M，Stienen M N，et al. Complete cage migration/subsidence into the adjacent vertebral body after posterior lumbar interbody fusion[J]. J Clin Neurosci，2015，22(3)：597-598.

[5] Aoki Y，Yamagata M，Nakajima F，et al. Examining risk factors for posterior migration of fusion cages following transforaminal lumbar interbody fusion：a possible limitation of unilateral pedicle screw fixation[J]. J Neurosurg Spine，2010，13(3)：381-387.

[6] 杨阳,刘斌,戎利民,等.微创经椎间孔椎体间融合术后对侧神经症状分析[J].中国骨与关节杂志,2016，5(5)：354-359.

第十章
MISTLIF 手术护理及康复要点

第一节　MISTLIF 手术护理要点

一、术前护理

(一) 一般护理

1. 评估患者的一般状况

生命体征,基础疾病情况;本次入院后检验及检查结果有无异常;手术区域皮肤有无破损、感染等状况;女性月经情况;等等。

2. 心理护理

稳定患者情绪,向患者解释与手术有关的知识,减轻患者对手术的恐惧和焦虑。

3. 术前指导

(1) 练习床上大小便:指导患者正确使用尿壶便盆的方法。MISTLIF 手术后,患者一般需要卧床 2～3 d,所以术前练习床上大小便非常有必要。

(2) 有效咳嗽、咳痰、深呼吸及功能锻炼的方法:双手按住患者的季肋部,限制腹部(或胸部)活动,让患者深吸一口气后,再用力咳嗽咳痰。

(3) 术前指导患者进行直腿抬高、踝泵运动。

(二) 术前一日

(1) 遵医嘱完成常规药物的皮肤过敏试验,必要时遵医嘱备血。

（2）按要求佩戴手腕识别带，并双人核对。

（3）术前禁食 4～6 h，禁水 2 h。

（三）手术当日

（1）皮肤的准备：术前一日沐浴、更衣、剃须、剪指甲。手术日按需做好术野皮肤准备。

（2）手术日晨：测体温、脉搏、血压，取下假牙、眼镜、发夹饰品、手表及贵重物品等，交给家属保管；如为女患者，再次确定有无月经来潮。

（3）遵医嘱给予术前用药。

（4）准备术中用物，填写手术交接单，按交接单内容与手术室工作人员交接班。

（5）整理床单位，按手术需要准备特殊物品。

二、术后护理

（1）患者术后转运至病房后，护士应在病房与手术室的工作人员做好交接班，并协助正确搬运患者，保持躯干与肢体于平直位，按全麻术后护理常规护理，安返病房后可垫枕头，摇高床头 5°～10°，头偏向一侧。术后 2 h 开始，每 2 h 给予轴线翻身。

（2）遵医嘱监测生命体征，特别注意观察四肢感觉、运动情况；观察伤口渗血、负压球引流情况；注意有无恶心、呕吐等麻醉反应。

（3）术后 6 h 嘱患者进食清淡流质食物，忌食牛奶、豆浆、高糖等胀气食物；术后第 2 d 给予患者高维生素、高蛋白、高纤维、低脂饮食，少量多餐，多饮水。

（4）妥善固定各类导管，遵守无菌操作规范，保持引流管通畅；观察切口情况及引流液的色、量，并做好记录；留置导尿管者遵医嘱给予会阴消毒，术后1～3 d 予以拔除导尿管。

（5）疼痛护理：①术前可根据患者疼痛评分给予超前镇痛；术后协助评估患者疼痛，根据疼痛的性质、程度给予镇痛处理。②护士应创造良好的病室休息环境，减少外界不良刺激，告知患者使用注意力转移的方法来减轻疼痛。

（6）功能锻炼及健康指导见本章第二节。

三、并发症的预防及护理处理

(一) 硬膜外血肿

硬膜外血肿是 MISTLIF 手术最为严重、危急的并发症之一,要做到及时发现及时处理。

(1) 原因:术中止血不彻底,渗血或出血未能及时引流出,形成硬膜外血肿,压迫马尾神经及神经根。

(2) 表现:切口处胀痛,双下肢及会阴部疼痛、麻木、无力、排尿困难,症状呈进行性加重。

(3) 预防:术中仔细完善地止血,术后保持引流管通畅。

(4) 处理:检查引流管是否通畅,及时汇报医生,必要时行血肿清除手术。

(二) 出血

MISTLIF 手术术中出血一般较少,术后引流量不多,但有少部分患者因为口服抗凝药等原因也可出现较多出血。

(1) 原因:术中止血不彻底。

(2) 表现:患者负压引流>200 mL/h 或 500 mL/24 h、血压下降、面色苍白、四肢厥冷等。

(3) 预防:术中妥善止血,术后转运及翻身过程中动作轻柔、力度合适。

(4) 处理:加快补液,通知医生,必要时减小负压,遵医嘱使用止血药物、备血等;注意密切关注患者生命体征、神志、尿量等变化,防止发生失血性休克。

(三) 脑脊液漏

MISTLIF 手术由于术野较小、视野较差,减压操作过程中可出现硬膜撕裂、脑脊液漏的情况。

(1) 原因:MISTLIF 手术术野相对较小、视野较差,部分患者因为组织粘连,在手术分离粘连过程中会出现硬膜囊撕裂。

(2) 表现:引流量较大,引流管引流出淡红色血性液体。

(3) 预防:术中谨慎操作,术后严密缝合。

(4) 处理:取头低足高位,引流管可接引流袋,一般不给负压,必要时局部加压包扎，换药时注意消毒，防止逆行感染。

（四）术后神经粘连

（1）原因：手术部位的神经根与椎板切除后，硬脊膜的暴露部分易形成粘连与瘢痕，再次出现神经压迫症状。

（2）表现：腰臀部及下肢疼痛，可为神经根性痛。

（3）预防：术中使用防粘连材料及术后直腿抬高训练。

（4）处理：一般以保守治疗为主，包括消肿止痛等对症治疗；坚持直腿抬高锻炼，使神经根牵拉松弛，促进血液循环，直至症状缓解。

（五）深静脉血栓

（1）原因：脊柱手术后患者需要卧床，活动量减少，肢体静脉流速降低；手术创伤、出血等使患者血液处于高凝状态；部分患者合并高血压、糖尿病、冠心病、高脂血症、下肢静脉曲张等基础疾病，以及肥胖、肿瘤病史等都增加了深静脉血栓的发生风险。

（2）表现：下肢发生肿胀、疼痛，局部张力增高等。

（3）预防：一般预防（饮食控制、下肢活动、禁烟、血糖血脂控制等）；物理预防，包括下肢主动、被动活动，使用弹力袜及血栓泵等；必要时遵医嘱予抗凝药物预防。

（4）处理：密切关注患者下肢血运情况及生命体征变化，请相关科室会诊，必要时遵医嘱予抗凝或置入滤网等。

第二节　MISTLIF 手术康复要点

一、术前准备期

在患者入院准备进行 MISTLIF 手术前，大多数患者已经过多种保守治疗方式治疗，并且保守治疗已不能明显改善缓解患者症状。在骨科医生与患者确认需要进行手术治疗时，康复治疗师应对患者开始术前教育，内容包括：

术后注意事项、床上活动与转移、术后早期锻炼、腰围或支具的佩戴方式、伤口护理、术后康复流程及大致预后情况等。

二、术后康复

(一) 术后 0～3 周康复计划

大部分患者在进行 MISTLIF 术后需住院观察治疗数日,在这一时期康复治疗师应根据患者的情况,循序渐进开始对患者进行训练与教育。早期进行康复训练的目的:减少患者卧床时间;降低术后出现卧床相关并发症风险;减轻患者局部神经根水肿,防止神经根粘连,减轻患者疼痛。躯干肌肉训练有利于腰椎屈伸功能及肌力的恢复,改善脊柱的支持作用,以维持脊柱的相对稳定性和灵活性,达到减轻和改善腰腿疼痛的目的。具体康复计划见表 10-1。

表 10-1　MISTLIF 术后 0～3 周康复计划

康复内容	具体项目	组次	频次
床上转移	轴线翻身	—	—
预防 DVT	踝泵运动	10 次/组	上、下午各 3～5 组
	直腿抬高运动	10～20 次/组	3 次/日
	股四头肌等长收缩练习	10 次/组	上、下午各 3～5 组
核心肌训练	盆底肌、臀肌收缩练习	10 次/组	上、下午各 3～5 组
	五点式支撑	5 次/组	2～3 组/日
	飞燕式	5 次/组	2～3 组/日
	呼吸训练	5 次/组	上、下午各 1～2 组
	背肌等长收缩练习	10 次/组	上、下午各 3～5 组
疼痛管理	低频脉冲电治疗	20 分钟/次	2 次/日
	药物(遵医嘱)	—	—
ADL 训练	床上吃饭、洗脸、排便	—	—
下地时机	佩戴腰围起床步行,可使用双拐或助行器辅助,行走时间逐渐增加	2～3 次/日	
注意事项	①卧床期间避免躯干扭转;②卧床期间间隔 2 小时翻身		

注:DVT:深静脉血栓;ADL:日常生活能力

轴线翻身：

弯曲一侧膝关节，将一侧手放置于对侧床栏处以便于借力，头肩部和腰、腿保持在一条线上翻身，同时同向翻动，不能有扭动。其目的在于保持脊柱在同一水平线上，防止脊柱扭曲受压。建议患者术后 2 d 内可在家属或护工帮助下翻身，待伤口引流管拔出后练习自主翻身。

踝泵运动：

包含两个动作，第一个动作：踝关节屈伸，平躺在床上，大腿放松，保持膝关节伸直，足尽量向上勾，勾到不能再勾时保持该姿势 5 s，然后放松 10 s，然后往下踩，同样在不能再踩时保持 5 s。第二个动作：踝关节环转，患者平躺或坐在床上，下肢伸展，大腿放松，以踝关节为中心，脚趾做 360°环绕，尽力保持动作幅度最大。以上两个动作循环 10 次为 1 组，每天上午和下午各做 3～5 组。

直腿抬高运动：

当直腿抬高 0°～30°时，神经根未被牵动；抬高 60°时，神经根被牵动的幅度最大；抬高 60°以上时，神经根能增加小幅度的移动，这和直腿抬高随幅度增加硬膜囊反牵引神经根有关。每日练习 3 组，每组每条腿 10～20 次。

股四头肌等长收缩练习：

侧卧位或者仰卧位，绷紧大腿肌肉，膝关节保持伸直，感觉已经用自己最大力时，保持这个姿势 10 s，可采用 Tens 法则，就是 10 s 收缩，之后用 10 s 休息，循环 10 次为 1 组，每天上、下午各做 3～5 组。

盆底肌、臀肌收缩练习：

包含两个动作，第一个动作：卧位，收缩肛门周围肌肉，保持 5 s，放松 10 s；第二个动作：收缩膀胱周围肌肉（体会尿到一半停止排尿的动作），保持 5 s，放松 10 s。循环 10 次为 1 组，每天上、下午各做 3～5 组。

五点式支撑：

一般术后 2 周后开始让患者练习，仰卧位，双膝屈曲 90°，以双足支撑，双臂支撑于床面，抬起腰部离开床面，保持 3～5 s，再慢慢接触床面，休息 10 s，1 组 5 次，每天做 2～3 组。

飞燕式：

一般术后 2 周后开始让患者练习，俯卧位，用力挺胸抬头，双手向前伸直，膝关节伸直，两腿向后用力，使头、胸、四肢尽量抬离床面，似燕子飞状，故名"飞燕式"。每次持续 3～5 s，然后肌肉放松休息 10 s，1 组 5 次，每天做 2～3 组。

呼吸训练：

卧位，将手放于腹部，全身放松，由鼻子缓慢吸气，吸到饱，吸气时腹部同时像吹气球般向上顶起（不要抬腰）；噘起嘴唇，抿成一条缝，像吹口哨般，缓慢将气由嘴巴吐干净，肚子配合吐气向内凹陷；尽量将吐气时间控制在吸气时间的 2 倍左右。循环 5 次为 1 组，每天上、下午各做 1～2 组。

背肌等长收缩练习：

仰卧位，感觉在使用背部压床，保持 5 s，休息 10 s，循环 10 次为 1 组，每天上、下午各做 3～5 组。

下地时机：

患者床上活动自如、能自主翻身；伤口愈合良好、引流管已拔除；尿管拔除并恢复自主排尿功能时便可进入床旁活动期。此期间主要培养患者的床椅转移能力和腰围/支具的佩戴使用。

腰围/支具的佩戴：

患者取侧卧位，将一侧腰围垫至患者身下，待患者取平卧位时拉出，嘱患者深吸气后固定住腰围。患者坐起后调整腰围的松紧度。支具佩戴注意事项：支具必须在床上佩戴，将支具松紧度调节好后可下床活动，上床后再将支具除去。佩戴支具位置准确，松紧要适宜，与躯体紧密接触，过紧易出现压伤，过松则达不到固定目的。衣物需平整，不宜过紧，拆去附在衣物上的硬物，以免皮肤受压而发生破损。长期配戴腰围亦有一定的副作用，可能使肌肉力量减退，出现皮肤压伤、破损和神经受损，影响呼吸功能及出现胃部不适感，应经常询问患者有无不适感。佩戴支具的时间非常重要，应根据病情而定，除去支具之前一定要来门诊复查，经医生检查后方可去除。

（二）术后 4～6 周康复计划

MISTLIF 术后 4～6 周康复计划见表 10-2。

表 10-2 MISTLIF 术后 4～6 周康复计划

康复内容	具体项目	组次	频次
下地时机	佩戴腰围起床步行,可使用双拐或助行器辅助,行走时间逐渐增加	—	2～3 次/日
疼痛管理	低、中频电刺激、红外线	20 分钟/次	2 次/日
	药物(遵医嘱)		
预防 DVT	同 0～3 周内容	—	—
核心肌训练	轻度腹肌训练	10 次/组	2～3 组/日
	辅助直立拉伸训练	10 次/组	2～3 组/日
	功能自行车训练	20 分钟/次	1～2 次/日
ADL 训练	坐位时,腰部要有支撑		
	拾物时,保持上身直立,下蹲拾物		
注意事项	① 避免腰部前屈、后伸、侧弯或旋转		
	② 坐位时间小于 45 min		
	③ 禁止抱、扛、提重物		

轻度腹肌练习:

仰卧位,屈髋屈膝,双手抱胸,用力抬起上半身,但肩不能离开床面,保持 5 s,休息 10 s,1 组 10 次,每天 2～3 组。

辅助直立拉伸训练:

站立位,双手扶在靠背椅的椅背上,拉伸对侧的上肢与下肢,手臂伸直向上打开,对侧腿伸直向后踢,保持 3～5 s 后慢慢回到站立位,再进行另一侧的拉伸,两侧为 1 组,1 组 10 次,每天 2～3 组。

(三) 术后 7～12 周康复计划

此阶段的康复任务是进一步增强患者腰腹部肌肉的力量,同时保护胸腰椎,循序渐进地增加胸腰椎功能,改善肌肉耐力,提高患者日常生活能力。手术后的第一天好比是康复开始的起跑日,经历了前面 6 周的行进,此阶段患者的恢复程度个体差异很大。因此,此阶段需要对患者进行相应的功能和肌力评估,以决定此阶段需要解决的问题和进一步提高的计划。此阶段的运动内容和运动量强调个体化及循序渐进。大致康复计划见表10-3。

表 10-3　MISTLIF 术后 7～12 周康复计划

康复内容	具体项目
脊柱活动度训练	胸腰椎小幅度体前屈、体后伸及体旋转练习
肌力训练	常规进行核心肌群训练,评估患者腰背肌肌力情况,进行针对性的腰背肌训练
疼痛管理	可能需要调整药物类型和剂量,有条件者可至康复门诊进行物理治疗
平衡训练	改善患者平衡能力,减少异常步态,增强日常生活能力训练

参考文献

［1］Filiz M，Cakmak A，Ozcan E. The effectiveness of exercise programmes after lumbar disc surgery：a randomized controlled study［J］. Clin Rehabil，2005，19(1)：4-11.

［2］汪四花,王华芬,马姚静,等.运动疗法在腰椎退行性疾病患者脊柱融合术后康复中的作用[J].中华护理杂志,2012,47(11)：984-986.

［3］Corniola M V，Debono B，Joswig H，et al. Enhanced recovery after spine surgery：review of the literature［J］. Neurosurg Focus，2019，46(4)：2-5.

［4］闫长红,时莉芳.快速康复外科护理方案在腰椎后路椎间植骨融合内固定术病人中的应用[J].护理研究,2021,35(8)：1484-1487.

［5］Naftalovich R，Singal A，Iskander A J. Enhanced recovery after surgery（ERAS）protocols for spine surgery-review of literature［J］. Anaesthesiol Intensive Ther，2022，54(1)：71-79.